Dmitry Zorenkov

TRAIL induziert Metastasierung der Pankreasadenokarzinomzellen

Dmitry Zorenkov

TRAIL induziert Metastasierung der Pankreasadenokarzinomzellen

Wissenschaftliche Arbeit über das Verhalten der Pankreasadenokarzinomzellen unter Zugabe von TRAIL in vivo und in vitro

Südwestdeutscher Verlag für Hochschulschriften

Impressum / Imprint
Bibliografische Information der Deutschen Nationalbibliothek: Die Deutsche Nationalbibliothek verzeichnet diese Publikation in der Deutschen Nationalbibliografie; detaillierte bibliografische Daten sind im Internet über http://dnb.d-nb.de abrufbar.
Alle in diesem Buch genannten Marken und Produktnamen unterliegen warenzeichen-, marken- oder patentrechtlichem Schutz bzw. sind Warenzeichen oder eingetragene Warenzeichen der jeweiligen Inhaber. Die Wiedergabe von Marken, Produktnamen, Gebrauchsnamen, Handelsnamen, Warenbezeichnungen u.s.w. in diesem Werk berechtigt auch ohne besondere Kennzeichnung nicht zu der Annahme, dass solche Namen im Sinne der Warenzeichen- und Markenschutzgesetzgebung als frei zu betrachten wären und daher von jedermann benutzt werden dürften.

Bibliographic information published by the Deutsche Nationalbibliothek: The Deutsche Nationalbibliothek lists this publication in the Deutsche Nationalbibliografie; detailed bibliographic data are available in the Internet at http://dnb.d-nb.de.
Any brand names and product names mentioned in this book are subject to trademark, brand or patent protection and are trademarks or registered trademarks of their respective holders. The use of brand names, product names, common names, trade names, product descriptions etc. even without a particular marking in this works is in no way to be construed to mean that such names may be regarded as unrestricted in respect of trademark and brand protection legislation and could thus be used by anyone.

Coverbild / Cover image: www.ingimage.com

Verlag / Publisher:
Südwestdeutscher Verlag für Hochschulschriften
ist ein Imprint der / is a trademark of
AV Akademikerverlag GmbH & Co. KG
Heinrich-Böcking-Str. 6-8, 66121 Saarbrücken, Deutschland / Germany
Email: info@svh-verlag.de

Herstellung: siehe letzte Seite /
Printed at: see last page
ISBN: 978-3-8381-3493-2

Zugl. / Approved by: Kiel, CAU, Diss., 2009

Copyright © 2012 AV Akademikerverlag GmbH & Co. KG
Alle Rechte vorbehalten. / All rights reserved. Saarbrücken 2012

1 Inhaltsverzeichnis

1	Inhaltsverzeichnis	1
2	Abkürzungsverzeichnis	2
3	Einleitung	3
3.1	Das Pankreasadenokarzinom	3
3.2	Apoptose	4
3.3	TNF-related apoptosis-inducing ligand (TRAIL)	5
3.4	Urokinase-Typ Plasminogen Aktivator (uPA)	5
3.5	Matrix Metalloproteinasen (MMPs)	6
3.6	Monocyte chemoattractant protein-1 (MCP-1) und Interleukin-8 (IL-8)	6
4	Fragestellung und Ziel der Arbeit	8
5	Material und Methoden	9
5.1	Bezugsquelle der Chemikalien und Kits	9
5.2	Zellkulturmedien und Zusätze	10
5.3	Labormaterialien und Geräte	10
5.4	Zelllinien - Übersicht	10
5.5	Zellkultur	11
5.6	Zellzahlermittlung	12
5.7	Invasionsassay	12
5.8	RT-PCR	12
5.9	Immunoassay	13
5.10	Human Antibody Array	13
5.11	RNase Protection Assay	15
5.12	Versuchstiere und orthotope Xenotransplantation	16
6	Ergebnisse	17
6.1	In vitro-Ergebnisse einer TRAIL-Behandlung von Colo357/Bcl-xL-Zellen	17
6.2	TRAIL-Behandlung induziert Invasivität und Metastasierung von Colo357/Bcl-xL Zellen in vivo	29
7	Diskussion	35
8	Zusammenfassung	39
9	Referenzen	41
10	Danksagung	47

2 Abkürzungsverzeichnis

Ak	Antikörper
CHX	Cycloheximid
DNA	Desoxyribonukleinsäure
ELISA	Enzyme Linked Immunosorbent Assay
ENA78	Epithelial neutrophil-activating protein 78
FCS	fötales Kälberserum
IAP	inhibitor of apoptosis protein
IGFBP	Insulin-like growth factor binding proteins
IL	Interleukin
MCP	Monocyte chemoattractant protein
MMP	Matrix Metalloproteinase
NF-κB	nuclear factor κB
PBS(T)	phosphate buffered saline (+Tween)
PDAC	duktales Pankreasadenokarzinom
PKC	Proteinkinase C
RT-PCR	Reverse Transkriptase-Polymerase-Kettenreaktion
TNF	Tumornekrosefaktor
TNM-Grad	T=Tumor, N=Nodes=Lymphknoten, M=Metastasen Stadieneinteilung von malignen Tumoren
TRAIL	TNF-related apoptosis-inducing ligand
uPA	Urokinase vom Plasminogen Aktivator Typ

3 Einleitung

3.1 Das Pankreasadenokarzinom

Mit ca. 80-90% der Bauchspeicheldrüsenneoplasien ist das duktale Pankreaskarzinom der häufigste Bauchspeicheldrüsentumor und liegt im Moment an 4. Stelle der Krebstodesstatistik (Berchtold et al., 2000). Die Inzidenz in Deutschland beträgt 10/100000 Einwohner jährlich. Damit stellt diese Erkrankung den dritthäufigsten Tumor des Gastrointestinaltraktes dar. Das mittlere Erkrankungsalter liegt bei 67 J. (Männer) und 75 J. (Frauen). In den meisten Fällen handelt es sich um ein Adenokarzinom, das am häufigsten den Pankreaskopf betrifft. Dabei stammen 90% der Pankreasadenokarzinome aus dem Epithel der kleinen Pankreasgänge (duktales Karzinom) und nur 10% aus dem Azinusepithel (azinäres Karzinom).

Ein duktales Pankreasadenokarzinom ist für seine schlechte Prognose bekannt. Gegenwärtig beträgt die 5-Jahresüberlebensrate bei palliativer Therapie 0% und nach kurativer Resektion 15% (Herold, 2005). Das erklärt sich dadurch, dass aufgrund der absolut unspezifischen Symptome, wie Oberbauchbeschwerden, Appetitlosigkeit, Rückenschmerzen usw. zuerst verschiedene Fehldiagnosen gestellt werden und die Neoplasie erst im Spätstadium erkannt wird. Außerdem ist zur Zeit der Diagnosestellung meistens eine lymphogene (Lymphknoten, Peritoneum) und/oder hämatogene (Leber, Lunge, Nebenniere, Knochen) Metastasierung erfolgt (Bühling et al., 2004). Die einzige kurative Maßnahme stellt die R0-Resektion dar (z. B. Duodenopankreatektomie nach Kausch-Whipple) (Herold, 2005). Zu einer derart schlechten Prognose trägt auch die bekannte Apoptoseresistenz der Pankreastumorzellen bei (Fulda, 2009). Insofern wird heute sehr intensiv an den Apoptosevorgängen in Pankreastumorzellen geforscht und es wird versucht, diese sensitiver gegen Chemo- und Radiotherapie zu machen. Gleichzeitig wird auch immer wieder nach Substanzen gesucht, die in der Lage sind, die apoptoseresistenten Pankreasadenokarzinomzellen gegen eine Chemotherapie sensitiv zu machen. Solche Substanzen bedürfen einer sorgfältigen Untersuchung, bevor sie in der Tumortherapie zum Einsatz kommen können, denn es müssen zum einen die Hauptwirkungen eines geeigneten Chemotherapeutikum erforscht werden und zum anderen müssen auch dessen mögliche Nebenwirkungen und ihr Einfluss auf die Prognose des Patienten untersucht werden.

Eine von vielen Substanzen, die für eine Chemotherapie eines Pankreasadenokarzinoms in Frage kommen, stellt zur Zeit ein so genannter TNF-related apoptosis-inducing ligand (TRAIL) dar (Chen et al., 2003). TRAIL kann in Tumorzellen eine Apoptose auslösen, ohne dabei auf normale Zellen toxisch zu wirken (Walczak et al., 1999). Da TRAIL neben proapoptotischen Effekten auch nicht-apoptotische Signaltransduktionswege, wie Proliferation und Migration der behandelten Zellen aktivieren kann (Ehrhardt et al., 2003; Ishimura et al., 2006), müssen diese näher erforscht werden.

3.2 Apoptose

Als Apoptose wird ein programmierter Zelltod bezeichnet (Bras et al., 2005; Lüllmann-Rauch, 2006), der als Begriff 1972 von John Kerr geprägt wurde und einen genetisch determinierten Zelluntergang beschreibt. Zu einem solchem Zelluntergang ist theoretisch jede kernhaltige Zelle des menschlichen Organismus fähig. Allerdings unterliegt dieser Vorgang einer Reihe von Regulationsmechanismen. Diese Regulationsmechanismen werden durch anti- und pro-apoptotische Proteine und Liganden im Gleichgewicht gehalten und entscheiden so über das Schicksaal der Zelle (Bras et al., 2005; Trauzold et al., 2003).

Die Apoptose lässt sich in zwei Phasen unterteilen: Initiations- und Effektorphase.

Bei der Initiationsphase unterscheidet man einen extrinsischen und einen intrinsischen Weg. Der extrinsische Weg wird durch Todesrezeptor-vermittelte Signale (TNF-Rezeptor-1, TNF-Rezeptor-2, TRAIL-Rezeptor-1, TRAIL-Rezeptor-2) in Gang gesetzt, indem durch mehrere Zwischenschritte die Caspase 8 aktiviert wird (Degterev et al., 2003).

Wie löst eine aktive Caspase 8 eine Apoptose aus? Ein direkter Weg wird in so genannten Typ-1 Zellen repräsentiert. Dabei wird die Caspase 8 durch Autokatalyse aktiv, wodurch die Caspase 3 und Caspase 7 aktiviert werden. Die letzten führen durch Spaltung verschiedener zellulärer Substrate zur Aktivierung der Caspasen-Kaskade (Degterev et al., 2003). Im Gegensatz dazu spaltet eine aktive Caspase 8 in den Typ-2 Zellen das so genannte Bid, ein pro-apoptotisches Mitglied der Bcl-2 Familie. Durch weitere Zwischenschritte, wie eine Bax und Bak vermittelte Cytochrom c Freisetzung und eine Formation des Apoptosom-Komplexes, wird die Caspase 9 aktiviert, die ihrerseits, wie die Caspase 8 in den Typ 1 Zellen, Caspase 3 und Caspase 7 aktiviert und so eine Caspasen-Kaskade auslöst (Degterev et al., 2003). Der intrinsische Weg wird z. B. durch DNA-Beschädigung oder durch zytotoxische Medikamente in Gang gesetzt und ähnelt dem extrinsischen Weg von Typ-2 Zellen (Degterev et al., 2003).

Die zweite Apoptosephase, die so genannte Effektorphase, wird durch die Caspasen 3, 6 und 7 vermittelt. Dies geschieht durch Proteolyse von Zell-Zyklus regulierenden Proteinen (Degterev et al., 2003).

Eine entscheidende Rolle in der Freisetzung von Cytochrom c und in der Regulation der Apoptose spielen Proteine der Bcl-2 Familie. Sie besteht aus pro-apoptotischen (Bid, Bax, Bak) und anti-apoptotischen (Bcl-xL, Mcl-1) Proteinen. Die Interaktion zwischen diesen Proteinen scheint für eine Zelle überlebenswichtig zu sein (Chen et al., 2003).

3.3 TNF-related apoptosis-inducing ligand (TRAIL)

TNF-related apoptosis-inducing ligand (TRAIL), auch Apo-2 ligand genannt, ist ein typisches Mitglied der TNF-Familie. Seine Funktion besteht u. a. in der Induktion apoptotischer Signalwege (Chen et al., 2003). Der Signaltransduktionsweg von TRAIL ist kompliziert und beinhaltet fünf Rezeptoren, wobei nur zwei davon (TRAIL-Rezeptor-1 und TRAIL-Rezeptor-2) ein Apoptosesignal übermitteln können (Newsom-Davis et al., 2009; Schneider et al., 1997). Im Gegensatz zum Menschen hat eine Maus nur einen Todesrezeptor für TRAIL (mTRAIL-R) (Wu et al., 1999). Es wurde gezeigt, dass TRAIL in der Lage ist, in den Tumorzellen Apoptose zu induzieren, wobei normale Zellen kaum apoptotisch untergehen (Ashkenazi et al., 1999; Walczak et al., 1999). Dies ermöglicht es TRAIL in der Tumortherapie einzusetzen (Wajant et al., 2005). Nichtsdestotrotz gibt es auch Ergebnisse, die zu der Vorstellung beitragen, dass TRAIL nicht nur in der Lage ist eine Apoptosekaskade in Gang zu setzen, sondern auch andere, nicht-apoptotische Reaktionsketten zu aktivieren, die unter Umständen zu Apoptoseresistenz der Zelle führen können. Ein gutes Beispiel dafür ist die TRAIL-induzierte Aktivierung von Proteinkinase C und NFκB, die Pankreastumorzellen vor der TRAIL-induzierten Apoptose schützt (Trauzold et al., 2001). Da durch diese Aktivationswege die Gentranskription für anti-apoptotische, Angiogenese-induzierende und Migration-stimulierende Faktoren angeregt wird, besteht die Möglichkeit, dass eine TRAIL-Behandlung eines Pankreaskarzinoms unter Umständen zur Verschlechterung des TNM-Grades durch vermehrte Zellproliferation und frühere Metastasierung beitragen kann. Dies soll in der vorliegenden Arbeit untersucht werden.

3.4 Urokinase-Typ Plasminogen Aktivator (uPA)

uPA ist eine Urokinase vom Plasminogen Aktivator Typ und gehört zu den Enzymen der Peptidasengruppe (Ulisse et al., 2009). Dieses Enzym zirkuliert frei im Serum und aktiviert Plasminogen zu Plasmin, was wiederum u. a. zum Auflösen eines Blutgerinnsels führt.

Außerdem ist das Enzym in verschiedene physiologische und pathophysiologische Signaltransduktionswege einer Zelle miteingebunden und aktiviert u. a. Matrix Metalloproteinasen (MMPs) (Legrand et al., 2001; Zhao et al., 2008), die ihrerseits zu einer

Erhöhung der Invasivität der Tumorzellen durch Spaltung der Extrazellulärmatrix beitragen (Brooks et al., 2009). Das kann zu einem früheren und aggressiveren Durchbruch der Basalmembran und Extrazellulärmatrix führen, was wiederum eine Metastasierung begünstigt (Ulisse et al., 2009). uPA spielt eine große Rolle in der Proliferation und Metastasierung von Tumorzellen (Friedl and Wolf, 2003).

3.5 Matrix Metalloproteinasen (MMPs)

MMPs gehören zur Familie der Metalloproteasen. Sie spielen im Tumorwachstum und in der Angioneogenese eine große Rolle (Nakamura et al., 2007) und können dramatisch die Prognose eines Tumorpatienten verschlechtern. Es wurde auch gezeigt, dass Induktion von uPA und MMP-9 zu einer erhöhten Invasivität der Pankreastumorzellen führt (Zhang et al., 2006). Eine Inhibition von MMP-2 führt zur Suppression der Invasivität der Pankreastumorzellen ohne das Primärtumorwachstum zu beeinflussen (Zhi et al., 2009).

3.6 Monocyte chemoattractant protein-1 (MCP-1) und Interleukin-8 (IL-8)

Monocyte chemoattractant protein-1 (MCP-1) und Interleukin-8 (IL-8) sind Botenstoffe, die an inflammatorischen Prozessen beteiligt sind (Melgarejo et al., 2009; Waugh and Wilson, 2008). Diese Proteine werden von verschiedenen Tumorzellen und tumorassoziierten Zellen sezerniert (Andoh et al., 2000; Takaya et al., 2000). Im Labor der Sektion für Molekulare Onkologie, Institut für experimentelle Tumorforschung im Krebszentrum Nord, wurde gezeigt, dass es nach einer CD95-Stimulation der Pankreastumorzellen zur Induktion der NFκB, Hochregulation der IL-8 und uPA kommt, was eine erhöhte Invasivität begünstigt (Trauzold et al., 2005).

MCP-1 gehört zur Familie der chemotaktischen Zytokine. Es wird u. a. durch Monozyten, Fibroblasten, Endothelzellen und Osteoblasten produziert (Melgarejo et al., 2009). MCP-1 wirkt chemotaktisch auf Monozyten und Makrophagen und spielt damit eine entscheidende Rolle bei einer Entzündung (Melgarejo et al., 2009).

IL-8 wird durch aktivierte Monozyten, Makrophagen, Endothelzellen und eine Reihe von Tumorzellen produziert. IL-8 aktiviert spezifische neutrophile Granulozyten und wirkt chemotaktisch auf fast alle migrationsfähige Zellen. Somit spielt es eine große Rolle in der Regulation inflammatorischer Prozesse. Außerdem unterstützt IL-8 die Angiogenese, was für das Tumorwachstum und die Metastasierungstendenz eine Rolle spielen kann. Bezogen auf das Pankreaskarzinom wurde gezeigt, dass IL-8 eine Angiogenese fördert (Matsuo et al., 2009).

4 Fragestellung und Ziel der Arbeit

Die Fragestellungen dieser Arbeit basieren auf Voruntersuchungen, die gezeigt haben, dass eine TRAIL-Behandlung durch TRAIL-Rezeptor-Aktivierung neben den pro-apoptotischen, auch anti-apoptotische Signaltransduktionswege in den Tumorzellen induzieren kann. (Almasan and Ashkenazi, 2003; Siegmund et al., 2002; Trauzold et al., 2001). Aufgrund der Kenntnisse, dass TRAIL in der Lage ist in verschiedenen Tumorzellen eine Apoptose in Gang zu setzen und dabei normale Zellen nicht zu schädigen (Ashkenazi et al., 1999; Walczak et al., 1999), werden derzeit TRAIL und anti-TRAIL-Rezeptor-Antikörper schon in klinischen Studien in der Tumortherapie untersucht (Greco et al., 2008; Hotte et al., 2008; Moretto and Hotte, 2009). Im Labor der Sektion für Molekulare Onkologie, Institut für experimentelle Tumorforschung im Krebszentrum Nord, wurde aber gezeigt, dass TRAIL neben seinen pro-apoptotischen Funktionen, auch nicht-apoptotische Signaltransduktionswege aktivieren kann (Trauzold et al., 2001). Insofern wurde als Ziel dieser Arbeit die Beantwortung folgender Fragen gesetzt:

- Ist TRAIL in der Lage in den Pankreasadenokarzinomzellen pro-inflammatorische und invasionsfördernde Antworten zu initiieren? Hierzu sollen an apoptose-sensitiven und apoptose-resistenten Pankreastumorzellen in vitro Versuche durchgeführt werden.

- Ist TRAIL ein potentielles Chemotherapeutikum für ein Pankreasadenokarzinom? Welche Auswirkungen zeigt eine TRAIL-Behandlung im Bezug auf den Primärtumor und seine Metastasierungstendenz? Dafür soll eine TRAIL-Behandlung in vivo untersucht werden.

Diese Überlegungen dienten als Leitlinie und prägten den Verlauf der Arbeit. Ziel der Arbeit war, die nicht-apoptotischen Effekte von TRAIL in der Tumorbehandlung genauer zu untersuchen, um somit mögliche Nebenwirkungen und Verschlechterung der Prognose zu vermeiden und potentielle Angriffspunkte für eine gezielte Therapie zu zeigen.

5 Material und Methoden

5.1 Bezugsquelle der Chemikalien und Kits

Bovine Serum Albumin (BSA)	Biochrom KG, Berlin
Dimethylsulfoxid (DMSO)	Merck, Darmstadt
ECL™/ECL™plus (enhanced chemiluminescence)	Amersham Phrmacia Biotech, Buckinghamshire, Großbritanien
Ethanol	Merck, Darmstadt
Lipofectamine 2000 Reagent	Life Technologies, Eggenstein
Magermilchpulver	Merck, Darmstadt
Phosphate Buffered Saline (PBS) Dulbecco's	Life Technologies, Eggenstein
Proteinase Inhibitor Cocktail	Amersham Pharmacia Biotech, Freiburg
Rainbow Marker, RPN 756	Amersham Pharmacia Biotech, Freiburg
Sodium Dodecyl Sulfate (SDS)	Merck, Darmstadt
Trypanblau	Invitrogen
Tween	Merck-Schuchardt, Hohenbrunn
RNA-pure	PQ-Lab, Erlangen, Deutschland
LC FastStart DNA Master SYBR GreenI-Kit	Roche, Mannheim, Deutschland
Hexamer Primer und reverse Transkriptase	Invitrogen
uPA-Immunoassay	American Diagnostica
IL-8- und MCP-1-Immunoassay	R&D Systems, Deutschland
Human Antibody Array	RayBiotech
Multi-Probe RNase Protection Assay	BD PharMingen. Heidelberg, Deutschland
pegCOLD RNAPure	PegLab Biotechnologie GmbH, Erlangen, Deutschland
Zytokine-Array	RayBio

5.2 Zellkulturmedien und Zusätze

Fötales Kälberserum (FCS)	Hyclone, Logan, UT, USA
Geniticin (G418)	Life Technologies, Eggenstein
L-Glutamin	Life Technologies, Eggenstein
Natrium-Pyruvat	Life Technologies, Eggenstein
Rosewell Park Memorial Institute (RPMI) 1640	Life Technologies, Eggenstein
Trypsin 0,05%-EDTA 0,02%	Life Technologies, Eggenstein

5.2.1 Rekombinante Proteine und Antikörper

TRAIL (Thr-95-Gly-281)	R&D Systems, Wiesbaden
anti-uPA-Antikörper	American Diagnostica

5.3 Labormaterialien und Geräte

Biomax MR Röntgenfilm	Kodak Eastman, New York, USA
Curix 60 Entwickler	Agfa, Dübendorf
ELISA-Reader	Anthos, Salzburg, Österreich
PVDF Membran, Immobilon-P	Milipore, Eschborn
Wet Blot Kammer, Mini Trans Blot Cell	Bio Rad Laboratories, München
Zellzähler CASY 1	Schärfe System, Reutlingen, Deutschland

5.4 Zelllinien - Übersicht

Alle untersuchten Zelllinien sind menschlichen Ursprungs. In der Spalte „Zelllinie" sind die Bezeichnungen einer Zelllinie angegeben. „Ursprung" und „Malignität und Differenzierung" geben entsprechend die Information über den Ursprung und Malignitäts- und Differenzierungsgrad an.

Abkürzungen: Pa.: Pankreas, Ca: Karzinom

Zelllinie	Ursprung	Malignität und Differenzierung
Colo357	Pa. Adeno-Ca/Lymphknotenmetastase	Gut differenziert Grad I-II
Colo357/Bcl-xL	Pa. Adeno-Ca/ Lymphknotenmetastase	Gut differenziert Grad I-II

5.5 Zellkultur

5.5.1 Langzeitlagerung der Zellen

Alle Zellen wurden im Labor der molekularen Onkologie Uni-Kiel in FCS mit 10% DMSO in flüssigen Stickstoff bei -196 °C aufbewahrt.

5.5.2 Auftauen, Kultivieren und Passagieren von Zellen

Von den zu kultivierenden Zellen wurde jeweils ein Aliquot aus dem flüssigen Stickstoff bei 37 °C aufgetaut und mit Kulturmedium versetzt. Die Zellen wurden drei Minuten bei 1400 rpm abzentrifugiert, der Überstand abgesaugt und das Pellet in 15 ml Medium resuspendiert. Die Zellen wurden nun erneut abzentrifugiert, in 5 ml Medium resuspendiert und auf eine T25 Zellkulturflasche ausgesät. Das für die Zellkultur verwandte Medium besteht aus RPMI 1640 Medium versetzt mit 10% FCS, 2 mM Glutamin und 1 mM Natriumpyruvat.

Zum Kultivieren wurden die Zellen in einem Begasungs-Brutschrank in 5,0% CO_2-haltiger Luft und Wasserdampf gesättigter Atmosphäre bei 37 °C gelagert. Alle für die Experimente verwandten Zellen wuchsen adhärent und einschichtig in T25, T75 oder T175 Zellkulturflaschen.

In regelmäßigen Abständen wurden die Zellen mikroskopisch auf Kontaminationen und zur Beurteilung der Konfluenz begutachtet. Ab einer Zelldichte von 70-90% wurden die Kulturen passagiert. Dazu wurden die Zellkulturen mit PBS gewaschen und mit einer Trypsin-Lösung je nach Ablöseverhalten der Zelllinien für 5 bis 15 min im Brutschrank inkubiert. Die nun abgelösten Zellen wurden zur Inaktivierung des Trypsins mit Medium versehen und drei Minuten bei 1400 rpm zentrifugiert. Der Überstand wurde abgesaugt, das Pellet in Medium resuspendiert und die Zellen im Verhältnis 1:5 neu ausgesät oder bei Bedarf zu diesem Zeitpunkt für eine gezielte Aussaat gezählt.

5.5.3 Einfrieren von Zellen

Zum Einfrieren wurden jeweils 1×10^6 Zellen in sterile 1,8 ml Nunc Röhrchen mit je 1,5 ml Volumen FCS mit 10% DMSO verteilt. Vor dem Einfrieren wurden die Nunc Röhrchen in einem auf 4 °C vorgekühlten Nalgene Einfrierbehälter äquilibriert und hierin in einem -80 °C Gefrierschrank eingefroren. Innerhalb der folgenden Woche wurden die Aliquots in flüssigen Stickstoff überführt.

5.6 Zellzahlermittlung

Für die Zellzahlermittlung wurde das Medium abgesaugt. Die Zellen wurden mit D-PBS gespült und mit einer Trypsin/EDTA-Lösung (0,5% Trypsin in PBS mit EDTA) von den Kulturschalen abgelöst. Danach wurde die Wirkung von Trypsin durch Zugabe des Zellmediums gestoppt. Die Zellen wurden Zentrifugiert (1420/min x 4 min), der Überstand wurde abgesaugt und ein frisches Medium wurde zugegeben. Das Zählen der Zellen fand in dem automatischen Zellzähler CASY 1 statt. Das jeweilige Ergebnis wird aus dem Mittelwert dreier unabhängig voneinander gezählter Proben ermittelt.

5.7 Invasionsassay

Das Invasionspotential der Colo357/BclxL-Zellen wurde mittels eines Invasionsassays (Trauzold et al., 2005) untersucht. KiF-5-Fibroblasten wurden in 24-well-Platten mit 1.5 x 10^5 Zellen/Well ausgesät. Nach vier Tagen bildeten sich in den Wells konfluente, dichte Fibroblastenschichten. Die Fibroblasten wurden mit PBS gewaschen, mit 500 µl/Well DMSO (eine Stunde bei Raumtemperatur) behandelt und anschließend noch zwei Mal mit PBS gewaschen. Danach wurden diese toten Fibroblasten mit Colo357/BclxL-Zellen (2 x 10^4/Well) im Kulturmedium übersät. Nach 24 Stunden erfolgte eine Behandlung mit TRAIL (100 ng/ml), mit oder ohne Zusatz von einem blockierenden anti-uPA-Antikörper (2 µg/ml). Nach 48 Stunden TRAIL-Behandlung wurden die Zellen mit PBS gewaschen, 15 Minuten mit 0,2% Trypanblau gefärbt, noch einmal mit PBS gewaschen und sofort fotografiert. Da Trypanblau nur Fibroblastenschichten anfärbt, lassen sie sich gut von den Karzinomzellen abgrenzen. So wurden Invasion und/oder Digestion der Fibroblasten durch Tumorzellen als nicht-gefärbte Areale im Bild dargestellt.

5.8 RT-PCR

Die gesamt-RNA der untersuchten Zellen wurde mittels RNA-pure isoliert und cDNA mithilfe von Hexamer Primer und reversen Transkriptase synthetisiert. Die RT-PCR wurde im Lightcycler mittels LC FastStart DNA Master SYBR GreenI-Kit durchgeführt. Ein Zyklusschritt dauerte 10s bei 94/58/72°C.

5.9 Immunoassay

Um die Sekretion von IL-8, MCP-1 und uPA wurde mithilfe entsprechender Immunoassays determiniert. Alle verwendeten Immunoassays basierten auf dem gleichen Prinzip. Dabei werden auf einem Well-Boden immobilisierte, monoklonale Antikörper gegen das entsprechende Protein (in diesem Fall entweder IL-8, uPA oder MCP-1) mit einer zu untersuchenden Probe beladen. Der spezifische, immobilisierte Antikörper bindet das in der Probe vorhandene, entsprechende Protein. Danach werden alle nichtgebundenen Proteine durch einen Waschvorgang aus dem Well ausgewaschen. Ein zweiter, polyklonaler, Antikörper wird aufgetragen und anschließend werden alle ungebundenen Antikörper wieder durch einen Waschvorgang entfernt. Dann wird eine Farblösung aufgetragen und es entwickelt sich eine Färbung, deren Intensität der Menge von dem im ersten Schritt spezifisch gebundenen Protein entspricht. Analyse wurde streng nach dem vom Hersteller mitgelieferten Protokoll durchgeführt. Dafür wurden die Colo357/BclxL Zellen über 16 Stunden mit TRAIL (100ng/ml) behandelt und die Überstände analysiert. Die gemessenen Konzentrationen wurden entsprechend der Zellzahl normalisiert und mit Überständen unbehandelter Zellen verglichen.

5.10 Human Antibody Array

Für eine quantitative Messung verschiedener humaner Faktoren, die die Angiogenese, das Tumorwachstum und die Aggressivität der Tumorzellen beeinflussen, wurde im Rahmen dieser Arbeit Human Antibody Array verwendet. Dabei wurden folgende Membranen benutzt:

RayBio® Human Zytokine Antibody Array VI & 6.1 (60)

RayBio® Human Zytokine Antibody Array VII & 7.1 (60)

RayBio® Human Matrix Metalloproteinase Antibody Array I & 1.1 (11)

Eine Membran ist mit mehreren, unterschiedlichen monoklonalen Antikörpern beladen. Jeder dieser Antikörper ist spezifisch für ein bestimmtes Protein und ist auf einer Membran doppelt repräsentiert. Die Membranen VI und VII können jeweils 60 verschiedene Proteine und die MMP-Membran zehn Proteine analysieren. Das Prinzip besteht darin, dass eine Membran mit Überständen behandelter oder unbehandelter Zellkultur für eine Stunde beladen wird. Proteine, die in diesen Überständen enthalten sind, werden durch die auf der Membran immobilisierten Antikörper gebunden. Nach einem Waschvorgang kommt ein zweiter, biotinylierter Antikörper für eine Stunde auf die Membran. Als nächstes wird die Membran für eine Stunde in eine Streptavidin-enthaltende Lösung eingebracht. Streptavidin weist eine hohe Affinität zu Biotin auf und bindet sich dementsprechend an die biotinylierten Antikörper. Da Streptavidin mit einem fluoreszierenden Farbstoff gekoppelt ist, lässt sich dieser Biotin-Streptavidin-Komplex mit einer Fluoreszenzdetektion visualisieren und analysieren.

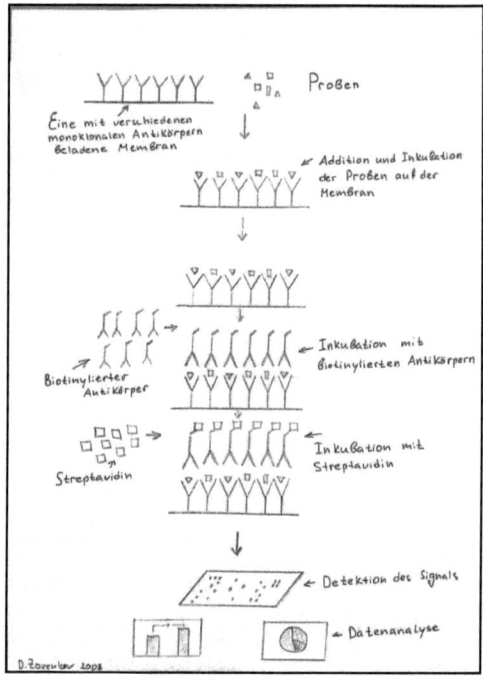

Prinzip eines Zytokin-Arrays. Dargestellt ist das Prinzip eines Zytokin-Arrays, welches im Text unter Methoden beschrieben ist.

Im Rahmen dieser Arbeit wurden Colo357/BclxL-Zellen 16 Stunden mit TRAIL (100 ng/ml) behandelt und die Überstände wurden anschließend mithilfe von den oben beschriebenen Zytokin-Arrays analysiert. Die Analyse erfolgte insgesamt für 130 humane Proteine, die auf der schematischen Darstellung von den oben genannten Membranen repräsentiert sind.

15 | Material und Methoden

Membran VI

	a	b	c	d	e	f	g	h	i	j	k	l	m	n
1	POS	POS	NEG	NEG	Blank	Angiogenin	BDNF	BLC	BMP-4	BMP-6	CKbeta 8-1	CNTF	EGF	Eotaxin
2	POS	POS	NEG	NEG	Blank	Angiogenin	BDNF	BLC	BMP-4	BMP-6	CKbeta 8-1	CNTF	EGF	Eotaxin
3	Eotaxin-2	Eotaxin-3	FGF-6	FGF-7	Flt-3 Ligand	Fractalkine	GCP-2	GDNF	GM-CSF	I-309	IFN-gamma	IGFBP-1	IGFBP-2	IGFBP-4
4	Eotaxin-2	Eotaxin-3	FGF-6	FGF-7	Flt-3 Ligand	Fractalkine	GCP-2	GDNF	GM-CSF	I-309	IFN-gamma	IGFBP-1	IGFBP-2	IGFBP-4
5	IGF-I	IL-10	IL-13	IL-15	IL-16	IL-1 alpha	IL-1 beta	IL-1r alpha	IL-2	IL-3	IL-4	IL-5	IL-6	IL-7
6	IGF-I	IL-10	IL-13	IL-15	IL-16	IL-1 alpha	IL-1 beta	IL-1r alpha	IL-2	IL-3	IL-4	IL-5	IL-6	IL-7
7	Leptin	LIGHT	MCP-1	MCP-2	MCP-3	MCP-4	M-CSF	MDC	MIG	MIP-1delta	MIP-3 alpha	NAP-2	NT-3	PARC
8	Leptin	LIGHT	MCP-1	MCP-2	MCP-3	MCP-4	M-CSF	MDC	MIG	MIP-1delta	MIP-3 alpha	NAP-2	NT-3	PARC
9	PDGF-BB	RANTES	SCF	SDF-1	TARC	TGF-b1	TGF-beta 3	TNF-alpha	TNF-beta	Blank	Blank	Blank	Blank	POS
10	PDGF-BB	RANTES	SCF	SDF-1	TARC	TGF-b1	TGF-beta 3	TNF-alpha	TNF-beta	Blank	Blank	Blank	Blank	POS

Membran VII

	a	b	c	d	e	f	g	h	i	j	k	l	m	n
1	POS	POS	NEG	NEG	Blank	Acrp30	AgRP	Angiopoietin-2	Amphiregulin	Axl	FGFbasic	b-NGF	BTC	CCL-28
2	POS	POS	NEG	NEG	Blank	Acrp30	AgRP	Angiopoietin-2	Amphiregulin	Axl	FGFbasic	b-NGF	BTC	CCL-28
3	CTACK	Dtk	EGF-R	ENA-78	Fas/TNFRSF6	FGF-4	FGF-9	GCSF	GITR-Ligand	GITR	GRO	GRO-alpha	HCC-4	HGF
4	CTACK	Dtk	EGF-R	ENA-78	Fas/TNFRSF6	FGF-4	FGF-9	GCSF	GITR-Ligand	GITR	GRO	GRO-alpha	HCC-4	HGF
5	ICAM-1	ICAM-3	IGFBP-3	IGFBP-6	IGF-1SR	IL-1 R4/ST2	IL-1 RI	IL-11	IL-12p40	IL-12p70	IL-17	IL-2 R alpha	IL-6 R	IL-8
6	ICAM-1	ICAM-3	IGFBP-3	IGFBP-6	IGF-1SR	IL-1 R4/ST2	IL-1 RI	IL-11	IL-12p40	IL-12p70	IL-17	IL-2 R alpha	IL-6 R	IL-8
7	I-TAC	Lymphotactin	MIF	MIP-1 alpha	MIP-1 beta	MIP-3 beta	MSP-alpha	NT-4	Osteoprotegerin	Oncostatin M	PIGF	sgp130	sTNF RII	sTNF-RI
8	I-TAC	Lymphotactin	MIF	MIP-1 alpha	MIP-1 beta	MIP-3 beta	MSP-alpha	NT-4	Osteoprotegerin	Oncostatin M	PIGF	sgp130	sTNF RII	sTNF-RI
9	TECK	TIMP-1	TIMP-2	Thrombopoietin	TRAIL R3	TRAIL R4	uPAR	VEGF	VEGF-D	Blank	Blank	Blank	Blank	POS
10	TECK	TIMP-1	TIMP-2	Thrombopoietin	TRAIL R3	TRAIL R4	uPAR	VEGF	VEGF-D	Blank	Blank	Blank	Blank	POS

MMP-Membran

	A	B	C	D	E	F	G	H
1	POS	POS	NEG	NEG	MMP-1	MMP-2	MMP-3	MMP-8
2	POS	POS	NEG	NEG	MMP-1	MMP-2	MMP-3	MMP-8
3	MMP-9	MMP-10	MMP-13	TIMP-1	TIMP-2	TIMP-4	NEG	POS
4	MMP-9	MMP-10	MMP-13	TIMP-1	TIMP-2	TIMP-4	NEG	POS

Schematische Darstellung der verwendeten Zytokin-Array Membranen. Dargestellt sind die im Rahmen dieser Arbeit verwendeten Zytokin-Array Membranen. Jeder Antikörper ist doppelt repräsentiert. Membran VI und VII können jeweils 60 und die MMP-Membran zehn verschiedene Proteine detektieren. Das Prinzip von Zytokin-Array ist im Text unter Methoden beschrieben.

5.11 RNase Protection Assay

Ribonuclease protection assay (RPA) ist eine hoch spezifische Methode, mit der man quantitativ mehrere mRNA-Fragmente von Interesse in einer Gesamt-RNA-Probe bestimmen kann. Dabei werden Fragmente von RNA, die determiniert werden sollen, geschützt, indem man eine komplementäre RNA oder DNA dazu gibt und somit eine Doppelstrang-RNA oder RNA-DNA-Hybrid erstellt. Danach wird die Probe einer Nuklease ausgesetzt, die nur Einzellstrang-RNA spalten kann, wobei die Doppelstrang-RNA intakt bleibt. Diese

„protektierten" RNA-Fragmente werden anschließend gereinigt, auf ein Polyacrylamidgel aufgetragen und mittels Phosphorimaging detektiert.

Im Rahmen dieser Arbeit wurden mithilfe von Multi-Probe RNase Protection Assay verschiedene RPAs in Colo357 und Colo357/BclxL Zellen durchgeführt. Dabei wurden die Zellen mit TRAIL (100 ng/ml) für sechs Stunden behandelt. Danach wurde Gesamt-RNA mit pegCOLD RNAPure entsprechend dem mitgelieferten Protokoll extrahiert. Anschließend wurden die Gesamt-RNA-Proben mit RPA detektiert, im 5% Acrylamidgel separiert und mithilfe eines PhosphorImagers mit dem ImageQuant Software dargestellt.

5.12 Versuchstiere und orthotope Xenotransplantation

Im Tierversuch wurden SCID/beige Mäuse verwendet. Die Tiere wurden im Tierlabor des Universitätsklinikums Schleswig-Holstein in einer pathogenfreien Umgebung gehalten und haben autoklaviertes Futter und Wasser bekommen. Nach zehn Tagen Akklimatisation im Labor wurde bei allen Mäusen eine orthotope Xenotransplantation wie folgt durchgeführt. Für die Injektionssuspension wurden Colo357/Bcl-xL Zellen mit Trypsin gelöst und zwei Mal mit PBS gewaschen. Danach wurden die Zellen in ein serumfreies RPMI 1640 in Konzentration von 10^7 Zellen/ml resuspendiert, auf Eis gelagert und transportiert. Unter Allgemeinanästhesie wurde eine mediane Laparotomie durchgeführt und das Pankreas aufgesucht. 30 µl Tumorzellsuspension wurden in den Drüsenkorpus (orthotop) hineingegeben. Anschließend wurde die Bauchdecke mit einem Vicryl 6/0 Faden zugenäht.

10 Tage nach der orthotopen Xenotransplantation wurden die Tiere in eine Kontrollgruppe und eine TRAIL-Gruppe unterteilt. Die Kontrollgruppe erhielt eine NaCl-Behandlung, die TRAIL-Gruppe eine TRAIL-Behandlung (15 µg). Die Injektion von dem entsprechenden Therapeutikum wurde am Tag 10, 13 und 16 intraperitoneal durchgeführt. Am Tag 40 wurden die Tiere noch intraoperativ auf Zahl, Gewicht und Volumen des Primärtumors, makroskopische Metastasen und Aszitesentwicklung untersucht. Anschließend wurden auch mikroskopische Metastasen evaluiert.

6 Ergebnisse

6.1 In vitro-Ergebnisse einer TRAIL-Behandlung von Colo357/Bcl-xL-Zellen

6.1.1 Colo357/Bcl-xL-Zellen sind gegen TRAIL-induzierte Apoptose resistent

Im Labor der Sektion für Molekulare Onkologie, Institut für experimentelle Tumorforschung im Krebszentrum Nord, wurde schon früher gezeigt, dass TRAIL neben seinen pro-apoptotischen, zum Zelltod führenden Funktionen auch verschiedene, nicht-apoptotische Signaltransduktionswege in pankreatischen duktalen Adenokarzinomzellen (PDAC) stimuliert (Siegmund et al., 2007; Trauzold et al., 2001).

Um die nicht-apoptotischen Effekte von TRAIL aufzudecken, wurde mit einer Zelllinie gearbeitet, die apoptoseresistent ist. Somit haben die Zellen eine Möglichkeit eine TRAIL-Behandlung zu überleben und die nicht-apoptotischen Signaltransduktionswege zu entfalten. Aus diesem Grund wurde eine in unserem Labor etablierte Zelllinie Colo357/Bcl-xL gewählt (Schniewind et al., 2004). Diese Zellen weisen eine erhöhte Expression von Bcl-xL auf und sind gegen TRAIL- und CD95-induzierte Apoptose resistent. Um das apoptoseresistente Verhalten von Colo357/Bcl-xL zu bestätigen, wurden diese Zellen mit verschiedenen TRAIL-Konzentrationen mit und ohne Zusatz von Cycloheximid (CHX) 16 Stunden behandelt. Anschließend wurde mithilfe von Kristall-Violett-Färbung die Vitalität der Zellen bestimmt. Als Kontrollgruppe wurden parallel dazu parentale Colo357-Zellen in gleicher Weise behandelt und analysiert.

Wie die Abbildung 1 zeigt, reagieren Colo357-Zellen deutlich sensitiver auf eine TRAIL-Behandlung, als Colo357/BclxL-Zellen. Eine Vorbehandlung der Colo357, nicht jedoch der Colo357/BclxL-Zellen mit CHX (ein Inhibitor der Proteinbiosynthese), führt zur dramatischen Steigerung der TRAIL-vermittelten Apoptose, die bei einer TRAIL-Konzentration von 0,1 µg über 90% erreicht (s. Abbildung 1). Im Gegensatz dazu fällt die Vitalität der apoptoseresistenten Colo357/Bcl-xL-Zellen nicht unter 50% (s. Abbildung 1). Diese Colo357/Bcl-xL Zelllinie wurde nachfolgend für die Untersuchung der TRAIL-induzierten, nicht-apoptotischen Antwort verwendet.

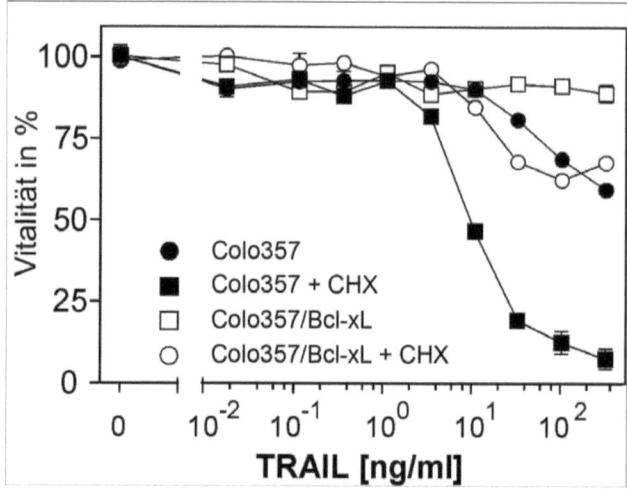

Abbildung 1: *Dosis-Wirkungskurve einer TRAIL-Behandlung von Colo357 und Colo357/Bcl-xL-Zelllinien.* Colo357- und Colo357/Bcl-xL-Zellen wurden in 96-Well-Platten ausgesät ($1*10^4$ Zellen/Well). Am nächsten Tag wurden die Zellen in Triplets mit angezeigten TRAIL-Konzentrationen mit und ohne Zusatz von Cycloheximid (CHX) behandelt. Nach 16 Stunden Inkubationszeit wurden die Zellen auf Ihre Vitalität mithilfe von Kristall-Violett-Färbung untersucht.

6.1.2 TRAIL induziert in apoptoseresistenten Pankreasadenokarzinomzellen die Expression von pro-inflammatorischen und invasionsfördernden Proteinen

Im Labor der Sektion für Molekulare Onkologie, Institut für experimentelle Tumorforschung im Krebszentrum Nord, wurde gezeigt, dass eine Hochregulation von uPA, IL-8 und MMPs eine Steigerung der Invasivität von duktalen Adenokarzinomzellen zur Folge hat (Trauzold et al., 2005). Da die Expression dieser Proteine über NFκB und AP1 vermittelt wird und TRAIL diese Transkriptionsfaktoren induziert, soll untersucht werden, ob eine TRAIL-Behandlung apoptose-resistenter Colo357/Bcl-xL Zellen zu vermehrter Expression von oben genannten Proteinen und einer verstärkten Invasion führt. Dies würde in der Klinik eine dramatische Verschlechterung der Prognose bedeuten.

Im Rahmen dieser Arbeit wurden parentale Colo357- und Colo357/BclxL-Zellen auf Hochregulation ausgewählter Proteine unter sechsstündiger TRAIL-Behandlung mithilfe von RNase Protektion Assay auf RNA-Ebene untersucht. Abbildungen 2 und 3 zeigen die Ergebnisse eines RNase Protektion Assays. Sowohl bei der Colo357-, als auch bei der apoptoseresistenten Colo357/Bcl-xL-Zelllinie führt eine TRAIL-Behandlung zur erhöhten

RNA-Expression für IL8. Dabei lässt Abbildung 2 auch erkennen, dass die Intensität von IL-8-Banden unter TRAIL-Stimulation in den apoptoseresistenten Colo357/Bcl-xL Zellen stärker, als bei den parentalen Colo357-Zellen ist.

Des Weiteren liegt hier ein hochsignifikanter Unterschied in der MCP1-RNA Produktion nach einer TRAIL-Stimulation zwischen sensitiven Colo357-Zellen und den apoptoseresistenten Colo357/Bcl-xL-Zellen (s. Abbildung 2). Dabei stellt man anhand der Abbildung 2 auch fest, dass in den Colo357/Bcl-xL-Zellen eine beträchtliche Hochregulation der MCP1-RNA nach einer TRAIL-Stimulation stattfindet.

Abbildung 3 zeigt, dass IkB-α sowohl in den parentalen Colo357-, als auch in den Colo357/Bcl-xL-Zellen unter einer TRAIL-Behandlung hochreguliert wird. Dabei weisen die apoptoseresistenten Colo357/Bcl-xL-Zellen insgesamt höhere Konzentrationen an IkB-α-RNA, als die Colo357-Zellen auf. Außerdem ist eine dramatische Hochregulation von IL-6-RNA unter TRAIL-Stimulation in den apoptoseresistenten Colo357/Bcl-xL-Zellen festzustellen. IL-6 kann die Proliferation der pankreatischen Tumorzellen und Angiogenese begünstigen (Feurino et al., 2007).

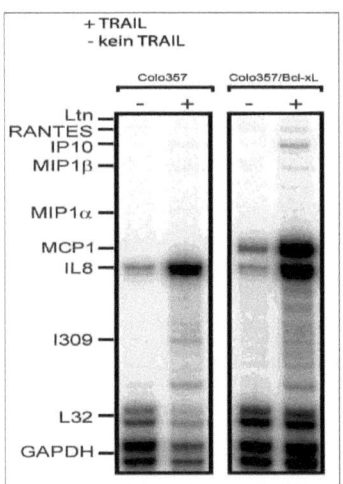

Abbildung 2: *RNase Protektion Assay.* Dargestellt ist eine Auftrennung von RNA-Fragmenten im Acrylamidgel. Die Gesamt-RNA von Colo357- und Colo357/BclxL-Zellen wurde mithilfe von RNase Protektion Assay untersucht. Mit „+" werden Proben von einer mit TRAIL-behandelten Gruppe, mit „-" von einer Kontrollgruppe bezeichnet.

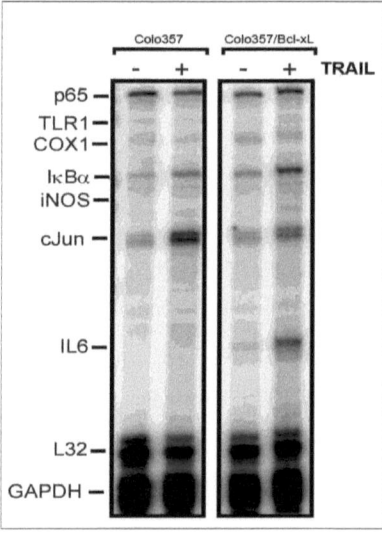

Abbildung 3: *RNase Protektion Assay.* Dargestellt ist eine Auftrennung von RNA-Fragmenten im Acrylamidgel. Die Gesamt-RNA von Colo357- und Colo357/BclxL-Zellen wurde mithilfe von RNase Protektion Assay untersucht. Mit „+" werden Proben von einer mit TRAIL-behandelten Gruppe, mit „-" von einer Kontrollgruppe bezeichnet.

uPA spielt eine Rolle in der Erhöhung der Invasivität eines Pankreaskarzinoms (Trauzold et al., 2005) und kann somit zur Verschlechterung der Prognose eines Patienten mit Pankreaskarzinom beitragen. Im Rahmen dieser Arbeit wurde der Einfluss von TRAIL auf die RNA-Expression von uPA mithilfe von RT-PCR untersucht. Apoptose-sensitive Colo357- und apoptose-resistente Colo357/Bcl-xL-Zellen wurden über vier Stunden mit TRAIL behandelt. Danach wurde aus den Zellen die Gesamt-RNA isoliert und mithilfe von RT-PCR auf die Expression von uPA analysiert. Auch hier zeigte sich eine deutliche Verstärkung der TRAIL-vermittelten uPA-Expression in der apoptose-resistenten Colo357/Bcl-xL Zelllinie.

Die Abbildung 4 zeigt eine Steigerung der uPA-mRNA-Expression nach einer TRAIL-Stimulation in den beiden Colo357/BclxL und Colo357 Zelllinien.

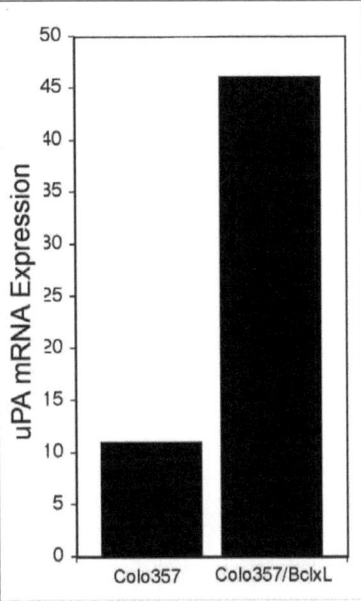

Abbildung 4: *uPA-spezifische RT-PCR.* Dargestellt sind Ergebnisse einer uPA-spezifischen RT-PCR bei Colo357- und Colo357/Bcl-xL-Zellen nach einer vierstündigen TRAIL-Behandlung.

Nachdem gezeigt wurde, dass eine TRAIL-Behandlung von duktalen Pankreaskarzinomzellen signifikante Unterschiede in der RNA-Expression verschiedener proinflammatorischer Proteine (IL-8, MCP-1, uPA) verursacht, wurde der Einfluss von TRAIL auf der Proteinebene untersucht. Die Analyse von IL-8-, MCP-1- und uPA-Sekretion wurde mithilfe eines Immunoassays durchgeführt.

Dafür wurden apoptosesensitive Colo357- und apoptoseresistente Colo357/Bcl-xL-Zellen über 16 Stunden mit TRAIL (100ng/ml) behandelt und die Überstände anschließend auf oben genannte Proteine untersucht. Dabei wurden die gemessenen Konzentrationen auf die parallel ermittelten Zellzahl normalisiert und mit unbehandelten Zellen verglichen. Abbildung 5 zeigt die Ergebnisse der IL-8-, MCP-1- und uPA-Immunoassays. Wie auch auf der RNA-Ebene, führt eine TRAIL-Behandlung zur Hochregulation der Sekretion untersuchter Proteine mit einer deutlichen Verstärkung der Antwort in den apoptose-resistenten Colo357/Bcl-xL Zellen.

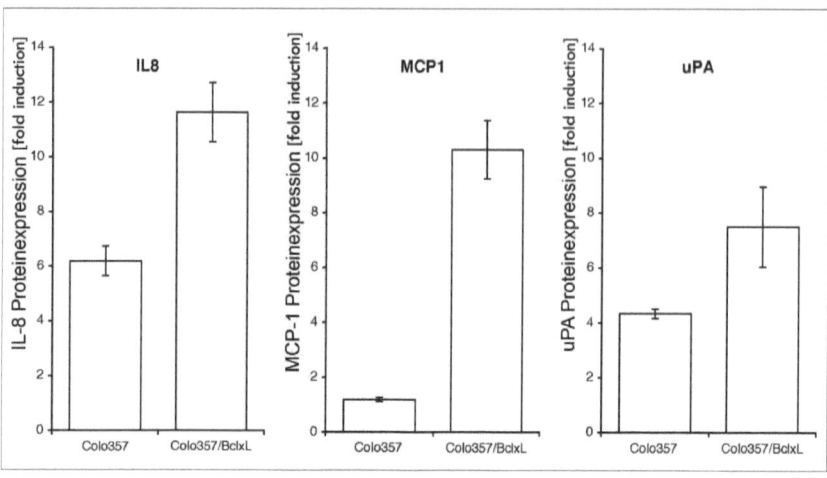

Abbildung 5: *Ergebnisse von IL-8-, MCP-1- und uPA-Immunoassay.* Dargestellt ist die Expression (fold induction) von IL-8, MCP-1 und uPA unter einer 16-stündigen TRAIL-Behandlung von duktalen Pankreaskarzinomzellen. Verglichen werden apoptosesensitive, parentale Colo357- und apoptoseresistente Colo357/Bcl-xL-Zellen. Die gemessenen Konzentrationen wurden auf die parallel ermittelten Zellzahlen normalisiert.

Sowohl der Apoptoseprozess, als auch die durch Todesrezeptoren vermittelten, nicht-apoptotischen Signaltransduktionswege sind sehr komplex und beeinflussen in einem bestimmten Ausmaß unterschiedliche Zytokine und deren Rezeptoren. Ein großer Teil davon lässt sich in den Zellkulturüberständen nachweisen. Wie oben beschrieben, werden IL-8, MCP-1 und uPA sowohl auf RNA-, als auch auf Proteinebene unter einer TRAIL-Behandlung hochreguliert. Dies führte zur Überlegung die Zellkulturüberstände auf weitere Proteine zu untersuchen, die eventuell nach einer TRAIL-Stimulation verstärkt von den Pankreasadenokarzinomzellen sezerniert werden.

Hierzu wurden die Überstände von Colo357/Bcl-xL nach einer TRAIL-Stimulation mit einem Zytokin-Array auf 130 unterschiedliche Zytokine und lösliche Rezeptoren untersucht und mit Überständen unbehandelter Zellen verglichen. Dafür wurden apoptoseresistente Colo357/Bcl-xL-Zellen 16 Stunden mit TRAIL behandelt. Danach wurden die Zellkulturüberstände entsprechend dem mitgelieferten Versuchsprotokoll mithilfe eines Zytokin-Arrays untersucht.

Schon beim Betrachten der Originalmembranen nach der Versuchsdurchführung (s. Abbildung 6), sieht man mit bloßem Auge, dass Signale von den gleichen Antikörpern bei TRAIL- und Kontroll-Membran unterschiedliche Intensität aufweisen. Diese Intensität wurde mithilfe eines Scanners und Software ausgewertet und in Zahlen wiedergegeben. Anhand dieser Zahlen wurden Diagramme erstellt und die Unterschiede bewertet.

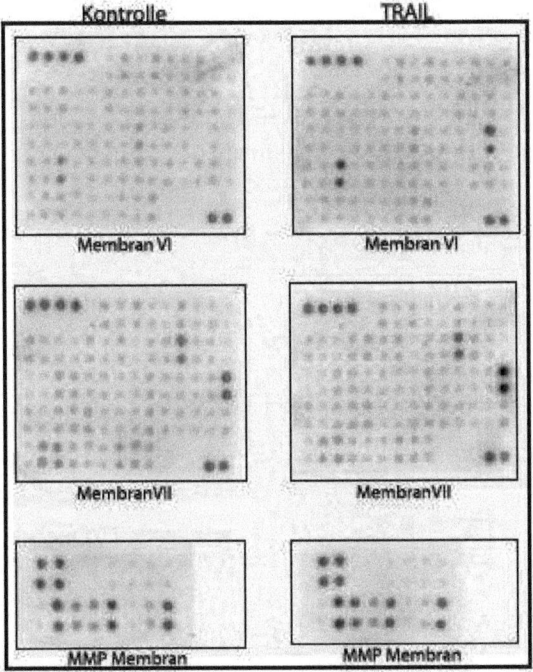

Abbildung 6: *Originalmembranen VI, VII und MMP*. In der linken Reihe befinden sich die Membranen von der Kontrollgruppe, in der rechten – von der TRAIL-Gruppe. Die Zytokin-Array Methode diente in diesem Fall zum Nachweis von 130 verschiedenen Proteinen in Zellkulturüberständen. Der Zellkulturüberstand wurde auf eine Membran aufgebracht und analysiert (s. Methoden).

In dieser Arbeit wurden insgesamt sechs Membranen verwendet. Davon drei für die Kontrollgruppe und drei gleiche für die mit TRAIL behandelte Gruppe. Insgesamt besaßen die Membranen 130 spezifische Antikörper für jede Gruppe.

Die Auswertung von Zytokin-Array Ergebnissen zeigte, dass zahlreiche Zytokine und lösliche Rezeptoren einen signifikanten Unterschied zwischen der mit TRAIL stimulierten Zellgruppe und der Kontrollgruppe aufwiesen. Dabei wurden einige Zytokine durch TRAIL-Stimulation hoch- und andere runterreguliert. Einen Überblick über diese Zytokine geben Diagramme 1, 1a, 2, 2a, 3, 3a. Aufgrund der großen Intensitätsunterschiede zwischen verschiedenen Proteinen lassen sich die Ergebnisse nicht innerhalb eines Diagramms darstellen.

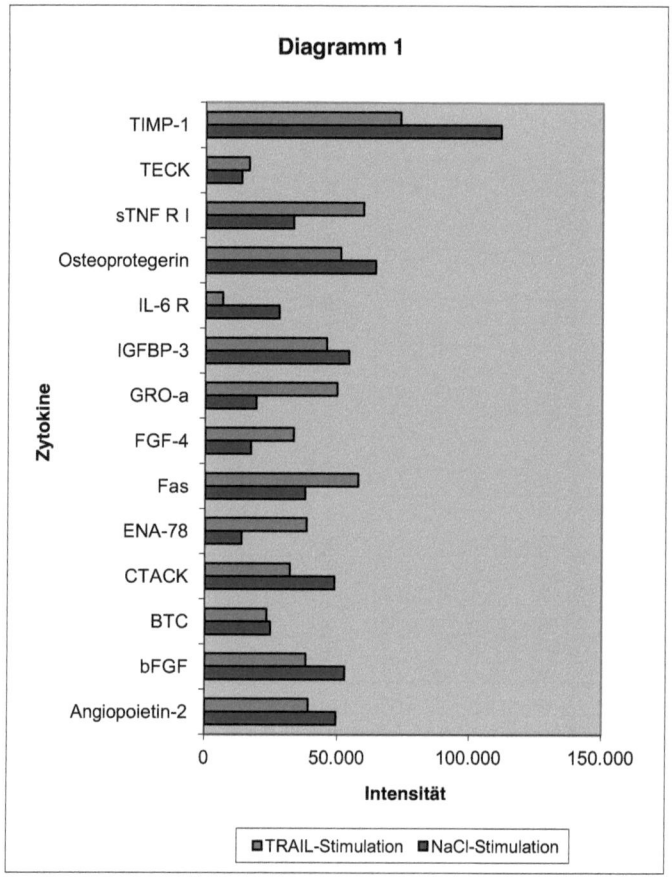

Diagramm 1: *Ausgewertete Ergebnisse des Zytokin-Arrays.* Dargestellt sind ausgewählte Zytokine, die einen signifikanten Unterschied in dem Zytokin-Array aufwiesen. Die Achse mit den aufgetragenen Zytokinen und löslichen Rezeptoren wird als „Zytokine" und die Achse mit den Fluoreszenzintensitätswerten als „Intensität" bezeichnet.

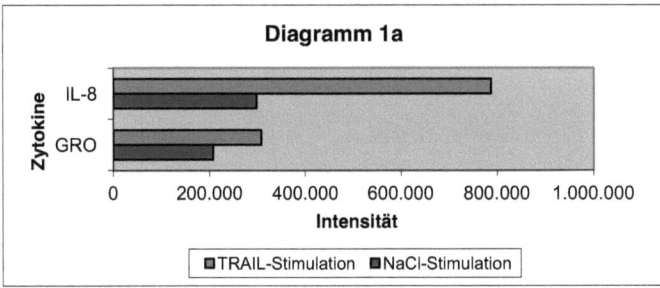

Diagramm 1a: *Ausgewertete Ergebnisse des Zytokin-Arrays.* Dargestellt sind ausgewählte Zytokine, die einen signifikanten Unterschied in dem Zytokin-Array aufwiesen. Die Achse mit den aufgetragenen Zytokinen und löslichen Rezeptoren wird als „Zytokine" und die Achse mit den Fluoreszenzintensitätswerten als „Intensität" bezeichnet.

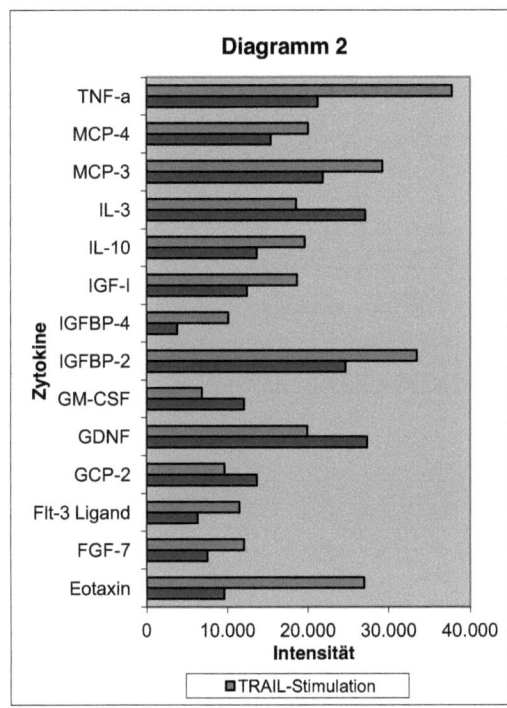

Diagramm 2: *Ausgewertete Ergebnisse des Zytokin-Arrays.* Dargestellt sind ausgewählte Zytokine, die einen signifikanten Unterschied in dem Zytokin-Array aufwiesen. Die Achse mit den aufgetragenen Zytokinen und löslichen Rezeptoren wird als „Zytokine" und die Achse mit den Fluoreszenzintensitätswerten als „Intensität" bezeichnet.

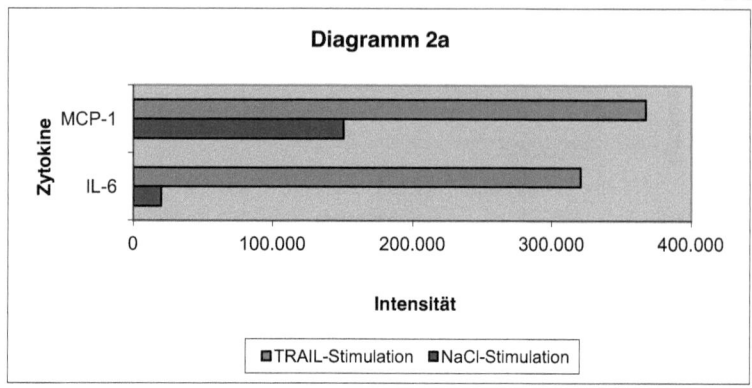

Diagramm 2a: *Ausgewertete Ergebnisse des Zytokin-Arrays.* Dargestellt sind ausgewählte Zytokine, die einen signifikanten Unterschied in dem Zytokin-Array aufwiesen. Die Achse mit den aufgetragenen Zytokinen und löslichen Rezeptoren wird als „Zytokine" und die Achse mit den Fluoreszenzintensitätswerten als „Intensität" bezeichnet.

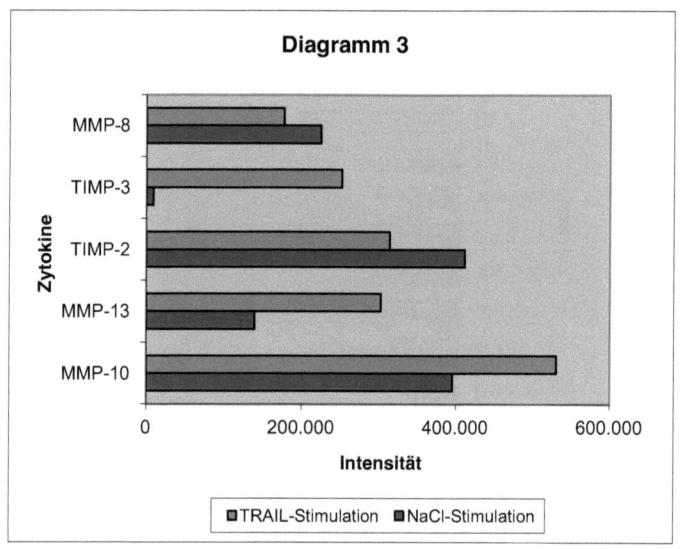

Diagramm 3: *Ausgewertete Ergebnisse des Zytokin-Arrays.* Dargestellt sind ausgewählte Zytokine, die einen signifikanten Unterschied in dem Zytokin-Array aufwiesen. Die Achse mit den aufgetragenen Zytokinen und löslichen Rezeptoren wird als „Zytokine" und die Achse mit den Fluoreszenzintensitätswerten als „Intensität" bezeichnet.

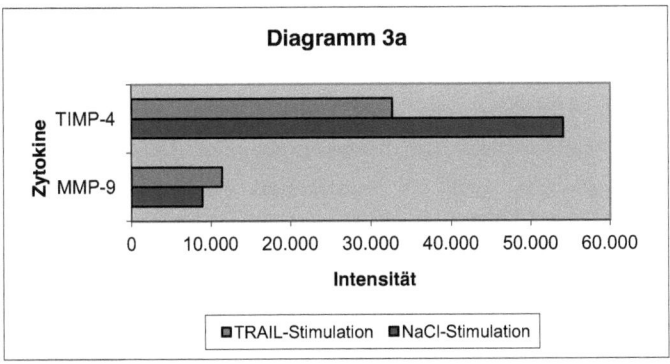

Diagramm 3a: *Ausgewertete Ergebnisse des Zytokin-Arrays.* Dargestellt sind ausgewählte Zytokine, die einen signifikanten Unterschied in dem Zytokin-Array aufwiesen. Die Achse mit den aufgetragenen Zytokinen und löslichen Rezeptoren wird als „Zytokine" und die Achse mit den Fluoreszenzintensitätswerten als „Intensität" bezeichnet.

Obwohl die Spezifität von einem Zytokin-Array nicht mit solcher von ELISA zu vergleichen ist, bleibt diese Methode trotzdem aussagekräftig genug, um Konzentrationsunterschiede von Zytokinen nach einer TRAIL-Stimulation zu zeigen.

Beim Betrachten der Ergebnisse des Zytokin-Arrays stellt sich heraus, dass die in dieser Arbeit schon beschriebenen Zytokine (IL-8, MCP-1. s. Abbildung 2) nach einer TRAIL-Stimulation der Colo357/Bcl-xL-Zellen im Vergleich zur Kontrollgruppe das gleiche Verhalten zeigen. MCP-1 (s. Diagramm 2a) wird unter einer TRAIL-Stimulation in den Zellkulturüberständen von Colo357/Bcl-xL im gleichen Maße hochreguliert (vergleiche MCP-1 Werte in der Abbildung 5 und dem Diagramm 2a). Das Interleukin 8 (s. Diagramm 1a, IL-8) verhält sich auch entsprechend den Ergebnissen aus dem Immunoassay (s. Abbildung 6, IL-8), nach einer TRAIL-Stimulation wird IL-8 beträchtlich hochreguliert. Wie man aus dem Diagramm 2a ablesen kann, erfährt das Interleukin-6 (s. Diagramm 2a, IL-6) nach einer TRAIL-Stimulation auch eine Hochregulation, was man auf einer RNA-Ebene schon beobachten konnte (s. Abbildung 3, IL-6).

Des Weiteren ist anhand der Zytokin-Array Ergebnisse festzustellen, dass die Expression vieler anderen Zytokine, wie MMPs, IGFBPs, ENA78, sich unter TRAIL-Stimulation der apoptose-resistenten Colo357/Bcl-xL Zellen signifikant verändert.

6.1.3 TRAIL induziert Invasion von Colo357/Bcl-xL Zellen in vitro

Da die TRAIL-Behandlung von Colo357/Bcl-xL-Zellen zur Hochregulation von verschiedenen Proteinen führt, die bekannterweise eine Metastasierungstendenz der Tumorzellen begünstigen, wurde ein Invasionsassay mit der Colo357/Bcl-xL-Zelllinie durchgeführt. Eine genaue Beschreibung der Durchführung eines Invasionsassay ist unter Methoden zu finden. Ein Invasionsassay erlaubt es, die Aggressivität einer Zelllinie unter Einfluss von verschiedenen Substanzen zu untersuchen und photographisch darzustellen.

Die Abbildung 7 repräsentiert die Ergebnisse vom Invasionsassay mit Colo357/Bcl-xL-Zellen. Diese besteht aus vier Bildern. Das erste Bild (links oben) zeigt eine Fibroblastenschicht ohne Behandlung. Man sieht, dass diese homogen und konfluent ist. Das zweite Bild (rechts oben) zeigt eine Fibroblastenschicht, die mit unbehandelten Colo357/Bcl-xL Zellen und dem Kulturmedium überladen sind. Die Fibroblastenschicht weist kleine Defekte auf, die durch eine basale Invasivität der unbehandelten Colo357/Bcl-xL Zellen zustande kommt. Das nächste Bild (links unten) zeigt eine Fibroblastenschicht nach der Überladung mit Colo357/Bcl-xL-Zellen und anschließender TRAIL-Behandlung. Man sieht einen deutlichen Unterschied zwischen diesem Bild und den zwei Bildern davor. Diese Fibroblastenschicht ist großflächig zerstört, was auf ein invasives Wachstum der Colo357/Bcl-xL-Zellen unter TRAIL-Behandlung zurückzuführen ist. Da viele Berichte vorliegen, dass u. a. uPA zu einer erhöhten Invasivität verschiedener Tumorzellen führt (Legrand et al., 2001; Zhao et al., 2008), wurde der Zusammenhang von uPA und der Invasivität der Colo357/Bcl-xL in diesem Invasionsassay auch gezeigt. Das letzte Bild in der Abbildung 6 (rechts unten) zeigt eine Fibroblastenschicht nach dem Überladen mit den Colo357/Bcl-xL Zellen und einer anschließenden Behandlung mit TRAIL und einem blockierenden anti-uPA-Antikörper. Man stellt anhand dieses Bildes fest, dass die Fibroblastenschicht keine großen Defekte aufweist, wie es unter alleiniger TRAIL-Behandlung der Fall war. Dies beweist, dass uPA eine entscheidende Rolle in der TRAIL-vermittelten Invasivität der Colo357/Bcl-xL Zellen spielt.

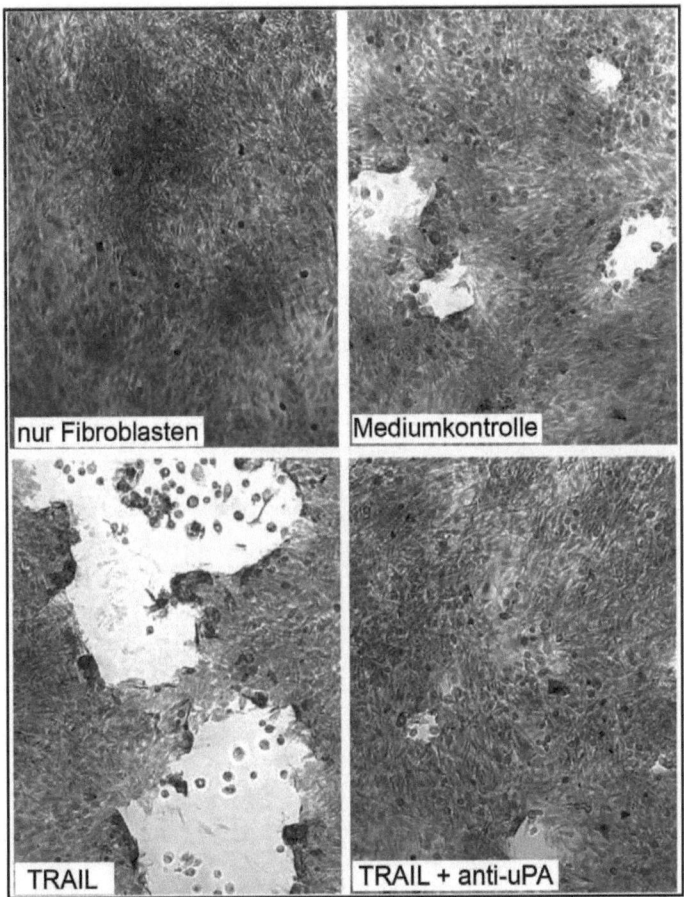

Abbildung 7: *Invasionsassay*. Dargestellt sind Ergebnisse eines Invasionsassays von Colo357/BclxL unter TRAIL-Behandlung mit und ohne uPA-neutralisierende Antikörper. Blaugefärbt ist die Fibroblastenschicht, die dem Wellboden aufliegt. Die leeren Areale im Bild repräsentieren durch Invasion der Tumorzellen entstandene Löcher in der Fibroblastenschicht.

6.2 TRAIL-Behandlung induziert Invasivität und Metastasierung von Colo357/Bcl-xL Zellen in vivo

Die in vitro Untersuchungen haben deutlich gezeigt, dass eine TRAIL-Behandlung zur Verschlechterung der Prognose eines Pankreaskarzinoms führen kann, indem mehrere Zytokine hochreguliert werden, die proinflammatorisch wirken und eine erhöhte Invasivität der Tumorzellen und Angioneogenese begünstigen. Um die Bedeutung nicht-apoptotischer Effekte von TRAIL auch in vivo zu zeigen, wurde ein Tierexperiment durchgeführt. Die Tiere erhielten eine orthotopische Injektion von Colo357/BclxL-Zellen und wurden dann mit TRAIL oder NaCl behandelt.

Dieses Experiment bestand aus zwei voneinander unabhängigen Subexperimenten mit einer Gesamtzahl der Tiere von 34, 17 davon gehörten zur TRAIL-Gruppe und 17 zur Kontrollgruppe, die statt TRAIL eine NaCl-Behandlung erfuhren. Es wurde mit SCID/beige Mäusen (Severe Combined Immunodeficiency Disorder) gearbeitet. Jedes Tier bekam unter gleichen operativen Bedingungen eine Injektion von Colo357/BclxL-Zellen in die Bauchspeicheldrüse. Anschließend wurde die Bauchdecke der Tiere intraoperativ, unter sterilen Bedingungen verschlossen. Die TRAIL-Behandlung der Tiere fand entsprechend der Abbildung 8 statt.

Am Tag 10, 13 und 16 nach dem Einbringen der Tumorzellen in die Bauchspeicheldrüsen der Tiere, wurden sie mit einer intraperitonealen Injektion entweder von TRAIL (15 µg) oder NaCl-Lösung behandelt. Am Tag 40 wurden alle Tiere obduziert und nach folgenden Parametern untersucht: Zahl, Gewicht und Volumen der Primärtumore und makroskopische Metastasen. Außerdem wurden Aszitesbildung, mikroskopische Lebermetastasen und Peritonealmetastasen evaluiert.

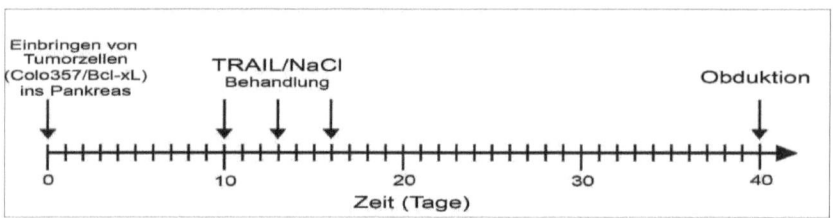

Abbildung 8: *Durchführung des Tierversuches*. Am Tag 0 bekamen die SCID/beige Mäuse orthotop eine Injektion mit Colo357/Bcl-xL-Zellen oder NaCl-Lösung in die Bauchspeicheldrüse hinein. Am Tag 10, 13 und 16 erfuhren TRAIL- und Kontrollgruppe eine entsprechende, intraperitoneale Behandlung mit TRAIL oder NaCl. Am Tag 40 wurden alle Tiere obduziert und auf Tumorgröße und Metastasen untersucht.

6.2.1 Makroskopische und mikroskopische Ergebnisse des Tierexperimentes

Unmittelbar nach der Obduktion am 40 Tag (s. Abbildung 8) wurden die Mäuse noch intraoperativ auf Zahl, Gewicht und Volumen des Primärtumors, makroskopische Metastasen und Aszitesentwicklung untersucht. Anschließend wurden auch mikroskopische Metastasen evaluiert. Die makroskopischen und mikroskopischen Befunde wurden fotografiert (s. Abbildung 9) und ausgewertet. Eine Zusammenfassung der Ergebnisse dieses Tierexperimentes gibt die Tabelle 2 wieder.

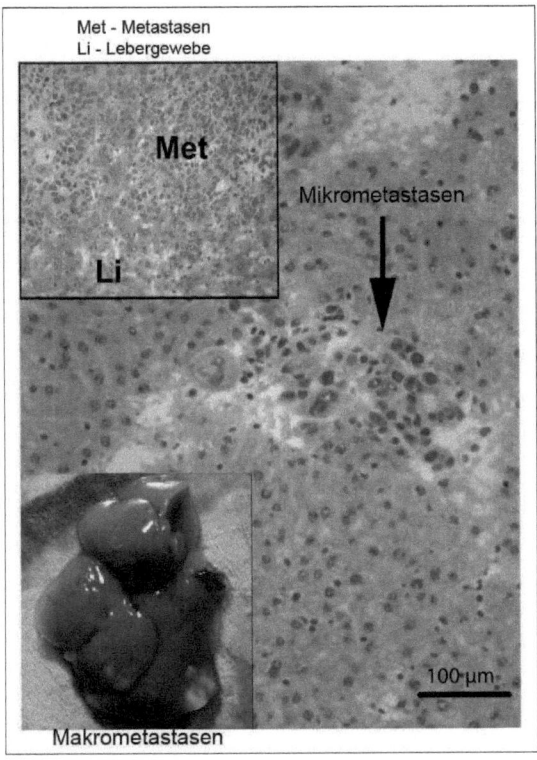

Abbildung 9: *Makro- und Mikrometastasen der Leber.* Dargestellt sind Makro- und Mikrometastasen in der Leber ausgewählter Tiere.

Behandlung	TRAIL			NaCl			
	gesamt	mittel	(min - max)	gesamt	mittel	(min - max)	p-value
Primärtumorvolumen (1) (mm³)	326,7	207	118-785	355,5	305	113-824	0,396 (2)
Primärtumorgewicht (mg)	313,6	295	110-551	391,8	406,5	128-691	0,14 (2)
Lebermetastasenzahl	2,9	3	0-9	0,7	0,5	0-3	0,009 (2)
Lebermetastasenvolumen (1) (mm³)	8,1	3,1	0-39	1,4	0,5	0-5	0,042 (2)
Milzmetastasenzahl	1,8	1	0-6	0,6	0	0-3	0,019 (2)
Milzmetastasenvolumen (1) (mm³)	5,2	4	0-23	2,9	0	0-28	0,027 (2)

	TRAIL		NaCl		
	Tierzahl	%	Tierzahl	%	p-value
Entwicklung des malignen Aszites	12	70,6	6	37,5	0,056 (3)
Entwicklung der Peritonealkarzinomatose	4	23,5	0	0	0,038 (3)

(1) - Die Kalkulation erfolgte nach der Ellipsoid-Formel: V=Länge*Höhe*Breite*0,5236
(2) - Mann-Whitney-Wilcoxon U-Test
(3) - Chi-Quadrat-Test

Tabelle 2: *Zusammenfassung der Ergebnisse des Tierexperimentes.* Diese Tabelle gibt die gesamten evaluierte Ergebnisse des Tierexperimentes in Zahlen wider. Es wurden zwei Tiergruppen gegenüber gestellt: eine TRAIL-Gruppe (intraperitoneale Behandlung mit TRAIL am 10, 13, 16 Tag) und eine Kontroll-Gruppe (intraperitoneale Behandlung mit NaCl am 10, 13, 16 Tag). Verglichen wurden folgende Parameter: Primärtumorvolumen in mm³, Primärtumorgewicht in mg, Lebermetastasenzahl, Lebermetastasenvolumen in mm³, Milzmetastasenzahl und Milzmetastasenvolumen in mm³. Außerdem wurde die Entwicklung des malignen Aszites und der Peritonealkarzinomatose in Tierzahl und Prozent angegeben.

Wie erwartet, kann man anhand der Auswertung der Daten feststellen, dass das Volumen und Gewicht des Primärtumors in der TRAIL-Gruppe kleiner waren als in der Kontroll-Gruppe (s. Tabelle 2). Diese Werte wurden graphisch im Diagramm 4 dargestellt. Der P-Wert für diese Parameter beträgt aber 0,396 (Primärtumorvolumen) und 0,14 (Primärtumorgewicht) und lässt somit diesen Unterschied beim Signifikanzniveau von 5% nicht als signifikant bezeichnen.

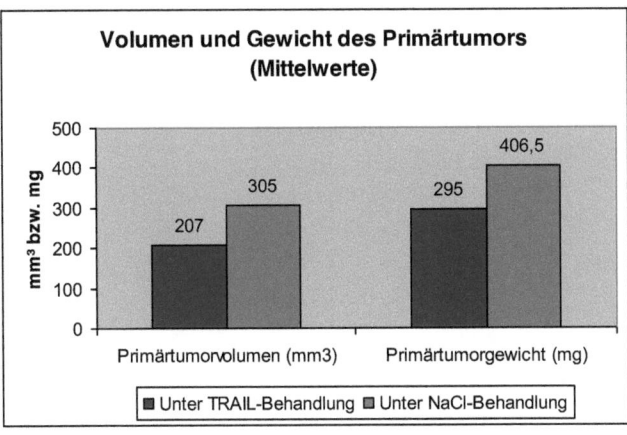

Diagramm 4: *Volumen und Gewicht des Primärtumors.* Dargestellt sind Volumen und Gewicht des Primärtumors unter TRAIL- und NaCl-Behandlung. Der P-Wert beträgt 0,396 (s. Tabelle 2).

Die Leber- und Milzmetastasenzahl zeigten aber einen signifikanten Unterschied (s. Diagramm 5). Man sieht, dass die mittlere Lebermetastasenzahl unter der TRAIL-Behandlung erheblich höher war, als in der Kontrollgruppe (s. Tabelle 2). Die Zahl der Milzmetastasen lag bei einem Signifikanzniveau von 5% mit einem P-Wert von 0,019 höher als in der Kontrollgruppe (s. Tabelle 2 und Diagramm 5). Des Weiteren zeigen die Metastasenvolumina in der Leber und der Milz unter TRAIL-Behandlung eine Größenzunahme im Vergleich zur Kontrollgruppe (s. Diagramm 6).

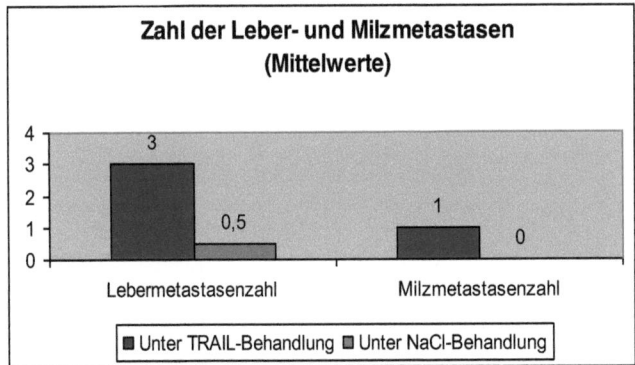

Diagramm 5: *Zahl der Leber- und Milzmetastasen.* Dargestellt ist die mittlere Zahl der Leber- und Milzmetastasen unter TRAIL- und NaCl-Behandlung.

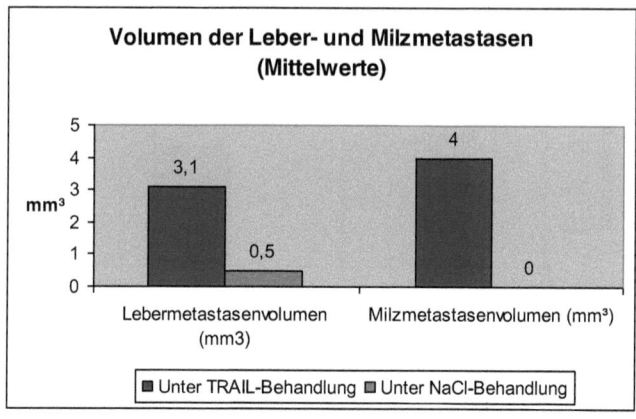

Diagramm 6: *Volumen der Leber- und Milzmetastasen.* Dargestellt ist das mittlere Volumen der Leber- und Milzmetastasen in mm. Der P-Wert beträgt für das Lebermetastasenvolumen 0,042 und für das Milzmetastasenvolumen 0,027 (s. Tabelle 2).

Des Weiteren ließen sich Unterschiede in der Entwicklung eines malignen Aszites und einer Peritonealkarzinomatose nachweisen. Wie man aus der Tabelle 2 entnehmen kann, liegt die Aszitesentwicklung bei den Tieren unter der TRAIL-Behandlung mit 70,6% weit über der mit 37,5% in der Kontrollgruppe. Außerdem konnte eine Peritonealkarzinomatose nur bei den mit TRAIL-behandelten Tieren nachgewiesen werden (s. Tabelle 2 und Diagramm 7).

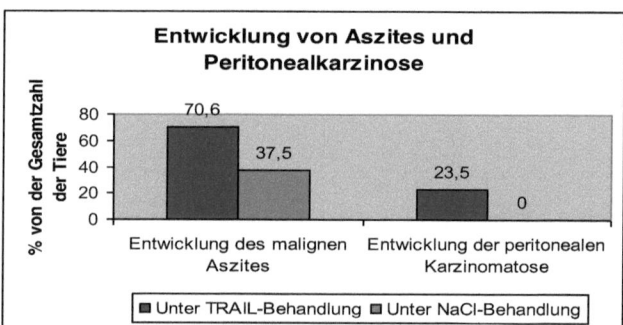

Diagramm 7: *Aszitesentwicklung und Peritonealkarzinose.* Dargestellt sind die prozentualen Unterschiede zwischen TRAIL- und NaCl-Gruppen in der Entwicklung von Aszites und Peritonealkarzinomatose. Der P-Wert beträgt für die Asziteswerte 0,056, für Peritonealkarzinomatosewerte 0,038 (s. Tabelle 2).

7 Diskussion

Im Labor der Sektion für Molekulare Onkologie, Institut für experimentelle Tumorforschung im Krebszentrum Nord, wurde gezeigt, dass Todesliganden (FasL) bei apoptoseresistenten, pankreatischen Adenokarzinomzellen zur Hochregulation von IL-8 und uPA führen und somit die Invasivität dieser Zellen erhöhen (Trauzold et al., 2005). Diese Befunde gaben die Intention, einen weiteren Todesligand, TRAIL (Tumor Necrosis Factor Related Apoptosis Inducing Ligand), zu untersuchen. Dieser Ligand hat dank seiner starken, pro-apoptotischen Eigenschaften die Aufmerksamkeit der Forscher gewonnen. Es wurde gezeigt, dass TRAIL in der Lage ist in den Tumorzellen Apoptose zu induzieren, wobei normale Zellen kaum apoptotisch untergehen (Ashkenazi et al., 1999; Walczak et al., 1999). Dies ermöglicht es TRAIL in der Tumortherapie einzusetzen (Wajant et al., 2005). In der Tat wird die TRAIL-Behandlung verschiedener Malignome schon in klinischen Studien untersucht (Greco et al., 2008; Hotte et al., 2008). Wie aber in dieser Arbeit gezeigt wurde, kann TRAIL neben seinen pro-apoptotischen Effekten auch alternative, nicht-apoptotische Signaltransduktionswege aktivieren. Dies wiederum kann für apoptoseresistente Tumorzellen in ihrer Wachstums- und Metastasierungstendenz von großer Bedeutung sein. Denn wenn sie eine durch TRAIL induzierte Apoptose überleben, können sie auf alternativen Signaltransduktionswegen die TRAIL-Stimulation nutzen, um ihre Aggressivität, Angioneogenese und ferner auch Metastasierungstendenz zu erhöhen. Wenn das der Fall ist, muss TRAIL zuerst als nicht geeignetes Chemotherapeutikum für einen Einsatz in der Tumortherapie angesehen werden. Oder man müsste durch weitere Erforschung der nicht-apoptotischen Funktionen von TRAIL erreichen, diese zu blockieren, um dann die TRAIL-induzierte Apoptose in der Tumortherapie einzusetzen.

Insofern wurde es zum Ziel dieser Arbeit, nicht-apoptotische Effekte von TRAIL mithilfe von molekularbiologischen Methoden in vitro aufzudecken, diese im Tierexperiment zu beweisen und dabei auch den Anreiz für eine weitere Erforschung der daran beteiligten Signaltransduktionswege zu geben.

Sowohl in vitro, als auch in vivo wurde mit einer apoptoseresistenten Colo357/Bcl-xL-Zelllinie gearbeitet. Diese Zelllinie weist die gleichen pathophysiologischen Eigenschaften wie die apoptosesensitive, parentale Colo357-Zellline auf, bis auf die Tatsache, dass Colo357/Bcl-xL durch Bcl-xL-Überexpresion apoptoseresistenter ist (Hinz et al., 2000). Somit wurden praktisch die pro-apoptotischen Effekte einer TRAIL-Behandlung ausgeschaltet bzw. in ihrem Ausmaß gemindert und die nicht-apoptotischen besser aufgedeckt. Es konnte zuerst in vitro gezeigt werden, dass Colo357/Bcl-xL im Vergleich zur parentalen Kontrollzelllinie Colo357 unter einer TRAIL-Behandlung eine signifikant höhere Produktion von pro-inflammatorischen Proteinen sowohl auf RNA-, als auch auf Proteinebene aufweist. Die Zytokin-Array Ergebnisse zeigten, dass die Expression verschiedener Proteine, die ein aggressiveres Wachstum eines Pankreaskarzinoms und eine erhöhte Metastasierungstendenz begünstigen, unter einer TRAIL-Behandlung signifikant verändert wird. Eine große Rolle bei einer erhöhten Metastasierungstendenz und einer Angiogenese spielen die Matrixmetalloproteinasen (MMPs), die auch eine Metastasierung und ein Wachstum begünstigen (Kitamura et al., 2000; Nakamura et al., 2007). Eine erhöhte Expression von IGFBP beim Pankreaskarzinom wurde beschrieben (Chen et al., 2007; Chen et al., 2006) und kann dazu beitragen, dass Pankreaskarzinomzellen unter hypoxischen Bedingungen überleben (Koga et al., 2008). In dieser Arbeit wurde gezeigt, dass IGFBP-2 und IGFBP-4 unter TRAIL-Stimulation hochreguliert werden (s. Diagramm 2, IGFBP-2 und IGFBP-4). Es gibt Berichte, dass zwei weitere Zytokine, IL-8 und ENA78, in Pankreaskarzinomen im Vergleich zum nicht betroffenen Gewebe überexprimiert werden (Frick et al., 2008). Die Zytokin-Array Ergebnisse zeigen, dass diese Zytokine unter einer TRAIL-Stimulation noch eine höhere Expression im Vergleich zur Kontrollgruppe aufweisen (s. Diagramm 1 für ENA78, Diagramm 1a für IL-8).

Die klinische Relevanz dieser Ergebnisse wurde anschließend in einem Tierversuch bestätigt. Somit konnte festgestellt werden, dass die Malignität der Colo357/Bcl-xL Zelllinie unter einer TRAIL-Behandlung enorm und signifikant ansteigt. Es konnte nur ein geringer therapeutischer Effekt im Bezug auf die Primärtumorgröße gezeigt werden (Tabelle 2), wobei man parallel dazu eine signifikante Größen- und Zahlenzunahme der Lebermetastasen feststellen konnte. Des Weiteren führte die TRAIL-Behandlung zu einer Zunahme der Milzmetastasen um Faktor 3 und einer Entwicklung eines malignen Aszites in 70,6% unter TRAIL gegenüber 37,5% in der Kontrollgruppe. Dabei haben ausschließlich die mit TRAIL behandelten Mäuse eine makroskopische Peritonealkarzinose entwickelt.

Zusammenfassend kann man sagen, dass eine TRAIL-Behandlung von apoptoseresistenten Colo357/Bcl-xL Zellen sowohl in vitro, als auch in vivo zu einer eindeutig verstärkten Inflammations- und Invasionsstimulation dieser Zellen führte. Genauso zeigen auch apoptosesensitive, parentale Colo357 Zellen eine Induktion von nicht-apoptotischen Signalen, denn diese weisen, wie gesagt, die gleichen pathophysiologischen Eigenschaften wie Colo357/Bcl-xL auf. Allerdings ist es schwer, die nicht-apoptotischen Effekte von

TRAIL in den parentalen Colo357 Zellen zu untersuchen, daher wurde die apoptose-resistente Zelllinie für diese Arbeit gewählt.

Ähnlich der Ergebnisse dieser Arbeit wurde auch für Cholangiokarzinomzellen eine TRAIL-induzierte Migration und Invasion in vitro gezeigt (Ishimura et al., 2006). Des Weiteren wurden auch anti-apoptotische, proinflammatorische und proliferationsinduzierende Effekte von TRAIL beschrieben (Baader et al., 2005; Siegmund et al., 2002; Trauzold et al., 2001). Dies ermöglicht die Aussage, dass TRAIL erst mal nicht als Chemotherapeutikum in der Tumortherapie eingesetzt werden kann. Es müssen zuerst die nicht-apoptotischen Effekte von TRAIL auf die Tumorzellen näher erforscht werden. Dies kann es u. U. ermöglichen, die unerwünschten TRAIL-Effekte zu blockieren, was wiederum einen TRAIL-Einsatz in der Tumortherapie in Frage kommen lässt.

Im Rahmen dieser Arbeit hat man eindeutig gesehen, dass die apoptoseresistenten Tumore im Mäuse-Modell unter TRAIL-Behandlung stärker v. a. in die Leber und die Milz fernmetastasieren. Die in vivo Versuche im Rahmen dieser Arbeit zeigen, dass nicht-apoptotische Signaltransduktionswege im Bezug auf Invasivitätsaktivität und Metastasierungstendenz der Tumorzellen eine große Aufmerksamkeit verdienen und noch genauer untersucht werden müssen. Eine genauere Erforschung dieser TRAIL-induzierten Effekte würde sicherlich zum Verständnis der Apoptoseinduktion beitragen. Denn Apoptoseinduktion und gleichzeitige Blockade der anti-apoptotischen Signale ist heute das Ziel einer Tumortherapie.

Eine TRAIL-vermittelte Apoptoseinduktion kann mit verschiedenen Chemotherapeutika signifikant verstärkt werden. Deswegen wird der Einsatz von TRAIL in der Tumortherapie in Kombination mit sensibilisierenden Chemotherapeutika wie Doxorubacin, Etoposide oder Inhibitoren von Proteasomen, Histondeazetylasen oder NFκB sehr stark diskutiert (Altucci et al., 2001; Insinga et al., 2005; Nebbioso et al., 2005; Shankar et al., 2005; Wajant et al., 2002). Wobei die Mechanismen, die dieser Apoptosesensitivierung zu Grunde liegen, sehr verschieden und komplex sind. Einige von solchen Chemotherapeutika wie Retinoide und HDAC-Inhibitoren bewirken eine Hochregulation der TRAIL-Expression oder die Expression von TRAIL-Rezeptoren, die anderen inhibieren aber die anti-apoptotischen Signale, wie z. B. NFκB. (Altucci et al., 2001; Insinga et al., 2005; Nebbioso et al., 2005; Shankar et al., 2005; Wajant et al., 2002). Dementsprechend können die Effekte von diesen Chemotherapeutika in apoptoseresistenten Tumorzellen unterschiedliche Wirkung entfalten. Es ist z. B. möglich, dass Substanzen, die TRAIL oder TRAILR-Expression hochregulieren, auch zur

Verstärkung von nicht-apoptotischen TRAIL-induzierten Signalen bei apoptoseresistenten Tumorzellen führen. Während andere Chemotherapeutika, die die Aktivität von NFκB blockieren, die TRAIL-vermittelte Apoptoseinduktion verstärken, ohne die nicht-apoptotischen Effekte in apoptoseresistenten Tumorzellen relevant werden zu lassen. Insofern ist es an dieser Stelle wichtig noch einmal zu betonen, dass ein Einsatz von TRAIL mit seinen nicht-apoptotischen, prognoseverschlechternden Effekten eine genauere Auswahl der Kombinationspräparate benötigt, die nicht nur die Apoptosesensitivität der Tumorzellen erhöhen, sondern auch parallel die nicht-apoptotischen Effekte und Signaltransduktionswege von TRAIL blockieren.

8 Zusammenfassung

Das duktale Pankreasadenokarzinom gehört zu den häufigsten Pankreastumoren und ist für seine Therapieresistenz und sehr schlechte Prognose bekannt (Fulda, 2009; Herold, 2005). Die schlechte Prognose ist darauf zurückzuführen, dass es in der Regel sehr spät diagnostiziert wird, schon in einem frühen Stadium fernmetastasiert und therapieresistent ist. Insofern wird momentan sehr intensiv an den Pankreastumorzellen geforscht und es wird versucht Substanzen zu finden, die das Ansprechen dieser Tumorzellen auf eine Chemotherapie verbessern könnten. Des Weiteren wird versucht, Resistenzentwicklung von Tumorzellen gegenüber den Chemotherapeutika zu erforschen und zu verhindern.

TNF-related Apoptosis Inducing Ligand (TRAIL) gehört zur TNF-Familie und aktiviert nach der Bindung an seine Rezeptoren in einer Zielzelle verschiedene Signaltransduktionswege (Almasan and Ashkenazi, 2003). Es wurde gezeigt, dass TRAIL zur Induktion der Apoptose bei Tumorzellen führt (Wajant et al., 2005). Außerdem kann TRAIL aber auf einem alternativen Signaltransduktionsweg zu Aktivierung der Proteinkinase C, NFκB und MAP-Kinasen führen, was die Apoptoseresistenz der Zelle zur Folge hat (Trauzold et al., 2005).

Im Rahmen dieser Arbeit wurde eine genauere Untersuchung nicht-apoptotischer TRAIL-Effekte an resistenten Pankreasadenokarzinomzellen durchgeführt. Dabei wurde mit einer apoptosesensitiven, parentalen Colo357 und einer apoptoseresistenten Colo357/Bcl-xL-Zelllinie gearbeitet. Der Einfluss von TRAIL auf diese Zelllinien wurde zuerst mithilfe von molekularbiologischen Methoden auf RNA- und Proteinebene untersucht. Anschließend wurden die in-vitro-Ergebnisse durch einen Tierversuch an SCID/beige Mäusen (Severe Combined Immunodeficiency Disorder) bestätigt. Die in-vitro-Ergebnisse dieser Arbeit haben gezeigt, dass eine TRAIL-Behandlung zu einer vermehrten Expression pro-inflammatorischer und invasionsfördernder Proteine führt und somit die Aggressivität der Tumorzellen steigern kann. In vivo konnten wir auch zeigen, dass eine TRAIL-Behandlung der Tumor-tragenden Mäuse tatsächlich zur erhöhten Malignität und Invasion der Tumorzellen führt. Abgesehen davon, dass die Größe des Primärtumors unter TRAIL-Behandlung reduziert wurde, führte die TRAIL-Behandlung zu einer stärkeren Fernmetastasierung im Vergleich zur Kontroll-Gruppe. Diese Fernmetastasen waren sowohl in der Zahl als auch in ihrer Größe denen von der Kontroll-Gruppe überlegen. Nur die TRAIL-behandelte Gruppe hat eine Peritonealkarzinose entwickelt.

Diese Ergebnisse sind ein unumstrittener Beweis dafür, dass TRAIL noch nicht gut genug untersucht und verstanden ist, um es in der Tumortherapie als Chemotherapeutikum einzusetzen. Die Ergebnisse geben aber auch den Antrieb dafür, die nicht-apoptotischen Signaltransduktionswege weiter und genauer zu erforschen. Das würde den Einsatz von TRAIL u. U. in einer Kombinationstherapie eines Pankreaskarzinoms evtl. ermöglichen und zum Verständnis der Apoptoseinduktion und Apoptoseresistenz beitragen.

9 Referenzen

Almasan, A., and Ashkenazi, A. (2003). Apo2L/TRAIL: apoptosis signaling, biology, and potential for cancer therapy. Cytokine & growth factor reviews *14*, 337-348.

Altucci, L., Rossin, A., Raffelsberger, W., Reitmair, A., Chomienne, C., and Gronemeyer, H. (2001). Retinoic acid-induced apoptosis in leukemia cells is mediated by paracrine action of tumor-selective death ligand TRAIL. Nature medicine *7*, 680-686.

Andoh, A., Takaya, H., Saotome, T., Shimada, M., Hata, K., Araki, Y., Nakamura, F., Shintani, Y., Fujiyama, Y., and Bamba, T. (2000). Cytokine regulation of chemokine (IL-8, MCP-1, and RANTES) gene expression in human pancreatic periacinar myofibroblasts. Gastroenterology *119*, 211-219.

Ashkenazi, A., Pai, R.C., Fong, S., Leung, S., Lawrence, D.A., Marsters, S.A., Blackie, C., Chang, L., McMurtrey, A.E., Hebert, A.*, et al.* (1999). Safety and antitumor activity of recombinant soluble Apo2 ligand. The Journal of clinical investigation *104*, 155-162.

Baader, E., Toloczko, A., Fuchs, U., Schmid, I., Beltinger, C., Ehrhardt, H., Debatin, K.M., and Jeremias, I. (2005). Tumor necrosis factor-related apoptosis-inducing ligand-mediated proliferation of tumor cells with receptor-proximal apoptosis defects. Cancer research *65*, 7888-7895.

Berchtold, R., Bruch, H.P., and Trentz, O. (2000). Chirurgie, 4 Aufl. (Urban-Fischer), 690-692.

Bras, M., Queenan, B., and Susin, S.A. (2005). Programmed cell death via mitochondria: different modes of dying. Biochemistry *70*, 231-239.

Brooks, S.A., Lomax-Browne, H.J., Carter, T.M., Kinch, C.E., and Hall, D.M. (2009). Molecular interactions in cancer cell metastasis. Acta histochemica.

Bühling, K.J., Lepenies, J., and Witt, K. (2004). Allgemeine und spezielle Pathologie, 3 Aufl. (Urban-Fischer), 257-258.

Chen, Q., Ray, S., Hussein, M.A., Srkalovic, G., and Almasan, A. (2003). Role of Apo2L/TRAIL and Bcl-2-family proteins in apoptosis of multiple myeloma. Leukemia & lymphoma *44*, 1209-1214.

Chen, R., Brentnall, T.A., Pan, S., Cooke, K., Moyes, K.W., Lane, Z., Crispin, D.A., Goodlett, D.R., Aebersold, R., and Bronner, M.P. (2007). Quantitative proteomics analysis reveals that proteins differentially expressed in chronic pancreatitis are also frequently involved in pancreatic cancer. Mol Cell Proteomics 6, 1331-1342.

Chen, R., Pan, S., Yi, E.C., Donohoe, S., Bronner, M.P., Potter, J.D., Goodlett, D.R., Aebersold, R., and Brentnall, T.A. (2006). Quantitative proteomic profiling of pancreatic cancer juice. Proteomics 6, 3871-3879.

Degterev, A., Boyce, M., and Yuan, J. (2003). A decade of caspases. Oncogene 22, 8543-8567.

Ehrhardt, H., Fulda, S., Schmid, I., Hiscott, J., Debatin, K.M., and Jeremias, I. (2003). TRAIL induced survival and proliferation in cancer cells resistant towards TRAIL-induced apoptosis mediated by NF-kappaB. Oncogene 22, 3842-3852.

Feurino, L.W., Zhang, Y., Bharadwaj, U., Zhang, R., Li, F., Fisher, W.E., Brunicardi, F.C., Chen, C., Yao, Q., and Li, M. (2007). IL-6 Stimulates Th2 Type Cytokine Secretion and Upregulates VEGF and NRP-1 Expression in Pancreatic Cancer Cells. Cancer biology & therapy 6.

Frick, V.O., Rubie, C., Wagner, M., Graeber, S., Grimm, H., Kopp, B., Rau, B.M., and Schilling, M.K. (2008). Enhanced ENA-78 and IL-8 expression in patients with malignant pancreatic diseases. Pancreatology 8, 488-497.

Friedl, P., and Wolf, K. (2003). Tumour-cell invasion and migration: diversity and escape mechanisms. Nature reviews 3, 362-374.

Fulda, S. (2009). Apoptosis pathways and their therapeutic exploitation in pancreatic cancer. Journal of cellular and molecular medicine.

Greco, F.A., Bonomi, P., Crawford, J., Kelly, K., Oh, Y., Halpern, W., Lo, L., Gallant, G., and Klein, J. (2008). Phase 2 study of mapatumumab, a fully human agonistic monoclonal antibody which targets and activates the TRAIL receptor-1, in patients with advanced non-small cell lung cancer. Lung cancer (Amsterdam, Netherlands) 61, 82-90.

Herold, G. (2005). Innere Medizin, 431-432.

Hinz, S., Trauzold, A., Boenicke, L., Sandberg, C., Beckmann, S., Bayer, E., Walczak, H., Kalthoff, H., and Ungefroren, H. (2000). Bcl-XL protects pancreatic adenocarcinoma cells against CD95- and TRAIL-receptor-mediated apoptosis. Oncogene 19, 5477-5486.

Hotte, S.J., Hirte, H.W., Chen, E.X., Siu, L.L., Le, L.H., Corey, A., Iacobucci, A., MacLean, M., Lo, L., Fox, N.L., et al. (2008). A phase 1 study of mapatumumab (fully human monoclonal antibody to TRAIL-R1) in patients with advanced solid malignancies. Clin Cancer Res *14*, 3450-3455.

Insinga, A., Monestiroli, S., Ronzoni, S., Gelmetti, V., Marchesi, F., Viale, A., Altucci, L., Nervi, C., Minucci, S., and Pelicci, P.G. (2005). Inhibitors of histone deacetylases induce tumor-selective apoptosis through activation of the death receptor pathway. Nature medicine *11*, 71-76.

Ishimura, N., Isomoto, H., Bronk, S.F., and Gores, G.J. (2006). Trail induces cell migration and invasion in apoptosis-resistant cholangiocarcinoma cells. American journal of physiology *290*, G129-136.

Kitamura, N., Iwamura, T., Taniguchi, S., Yamanari, H., Kawano, M.A., Hollingsworth, K., and Setoguchi, T. (2000). High collagenolytic activity in spontaneously highly metastatic variants derived from a human pancreatic cancer cell line (SUIT-2) in nude mice. Clinical & experimental metastasis *18*, 561-571.

Koga, T., Endo, H., Miyamoto, Y., Mukai, M., Akira, S., and Inoue, M. (2008). IGFBPs contribute to survival of pancreatic cancer cells under severely hypoxic conditions. Cancer letters *268*, 82-88.

Legrand, C., Polette, M., Tournier, J.M., de Bentzmann, S., Huet, E., Monteau, M., and Birembaut, P. (2001). uPA/plasmin system-mediated MMP-9 activation is implicated in bronchial epithelial cell migration. Experimental cell research *264*, 326-336.

Lüllmann-Rauch, R. (2006). Histologie, 2 Aufl. (Stuttgart, New York, Georg Thieme Verlag) 85-86.

Matsuo, Y., Ochi, N., Sawai, H., Yasuda, A., Takahashi, H., Funahashi, H., Takeyama, H., Tong, Z., and Guha, S. (2009). CXCL8/IL-8 and CXCL12/SDF-1alpha co-operatively promote invasiveness and angiogenesis in pancreatic cancer. International journal of cancer *124*, 853-861.

Melgarejo, E., Medina, M.A., Sanchez-Jimenez, F., and Urdiales, J.L. (2009). Monocyte chemoattractant protein-1: a key mediator in inflammatory processes. The international journal of biochemistry & cell biology *41*, 998-1001.

Moretto, P., and Hotte, S.J. (2009). Targeting apoptosis: preclinical and early clinical experience with mapatumumab, an agonist monoclonal antibody targeting TRAIL-R1. Expert opinion on investigational drugs *18*, 311-325.

Nakamura, T., Kuwai, T., Kim, J.S., Fan, D., Kim, S.J., and Fidler, I.J. (2007). Stromal metalloproteinase-9 is essential to angiogenesis and progressive growth of orthotopic human pancreatic cancer in parabiont nude mice. Neoplasia (New York, NY 9, 979-986.

Nebbioso, A., Clarke, N., Voltz, E., Germain, E., Ambrosino, C., Bontempo, P., Alvarez, R., Schiavone, E.M., Ferrara, F., Bresciani, F., et al. (2005). Tumor-selective action of HDAC inhibitors involves TRAIL induction in acute myeloid leukemia cells. Nature medicine 11, 77-84.

Newsom-Davis, T., Prieske, S., and Walczak, H. (2009). Is TRAIL the holy grail of cancer therapy? Apoptosis 14, 607-623.

Schneider, P., Thome, M., Burns, K., Bodmer, J.L., Hofmann, K., Kataoka, T., Holler, N., and Tschopp, J. (1997). TRAIL receptors 1 (DR4) and 2 (DR5) signal FADD-dependent apoptosis and activate NF-kappaB. Immunity 7, 831-836.

Schniewind, B., Christgen, M., Kurdow, R., Haye, S., Kremer, B., Kalthoff, H., and Ungefroren, H. (2004). Resistance of pancreatic cancer to gemcitabine treatment is dependent on mitochondria-mediated apoptosis. International journal of cancer 109, 182-188.

Shankar, S., Chen, X., and Srivastava, R.K. (2005). Effects of sequential treatments with chemotherapeutic drugs followed by TRAIL on prostate cancer in vitro and in vivo. The Prostate 62, 165-186.

Siegmund, D., Hadwiger, P., Pfizenmaier, K., Vornlocher, H.P., and Wajant, H. (2002). Selective inhibition of FLICE-like inhibitory protein expression with small interfering RNA oligonucleotides is sufficient to sensitize tumor cells for TRAIL-induced apoptosis. Molecular medicine (Cambridge, Mass 8, 725-732.

Siegmund, D., Klose, S., Zhou, D., Baumann, B., Roder, C., Kalthoff, H., Wajant, H., and Trauzold, A. (2007). Role of caspases in CD95L- and TRAIL-induced non-apoptotic signalling in pancreatic tumour cells. Cellular signalling 19, 1172-1184.

Takaya, H., Andoh, A., Shimada, M., Hata, K., Fujiyama, Y., and Bamba, T. (2000). The expression of chemokine genes correlates with nuclear factor-kappaB activation in human pancreatic cancer cell lines. Pancreas 21, 32-40.

Trauzold, A., Roder, C., Sipos, B., Karsten, K., Arlt, A., Jiang, P., Martin-Subero, J.I., Siegmund, D., Muerkoster, S., Pagerols-Raluy, L., et al. (2005). CD95 and TRAF2 promote invasiveness of pancreatic cancer cells. Faseb J 19, 620-622.

Trauzold, A., Schmiedel, S., Roder, C., Tams, C., Christgen, M., Oestern, S., Arlt, A., Westphal, S., Kapischke, M., Ungefroren, H., *et al.* (2003). Multiple and synergistic deregulations of apoptosis-controlling genes in pancreatic carcinoma cells. British journal of cancer *89*, 1714-1721.

Trauzold, A., Wermann, H., Arlt, A., Schutze, S., Schafer, H., Oestern, S., Roder, C., Ungefroren, H., Lampe, E., Heinrich, M., *et al.* (2001). CD95 and TRAIL receptor-mediated activation of protein kinase C and NF-kappaB contributes to apoptosis resistance in ductal pancreatic adenocarcinoma cells. Oncogene *20*, 4258-4269.

Ulisse, S., Baldini, E., Sorrenti, S., and D'Armiento, M. (2009). The urokinase plasminogen activator system: a target for anti-cancer therapy. Current cancer drug targets *9*, 32-71.

Wajant, H., Gerspach, J., and Pfizenmaier, K. (2005). Tumor therapeutics by design: targeting and activation of death receptors. Cytokine & growth factor reviews *16*, 55-76.

Wajant, H., Pfizenmaier, K., and Scheurich, P. (2002). TNF-related apoptosis inducing ligand (TRAIL) and its receptors in tumor surveillance and cancer therapy. Apoptosis *7*, 449-459.

Walczak, H., Miller, R.E., Ariail, K., Gliniak, B., Griffith, T.S., Kubin, M., Chin, W., Jones, J., Woodward, A., Le, T., *et al.* (1999). Tumoricidal activity of tumor necrosis factor-related apoptosis-inducing ligand in vivo. Nature medicine *5*, 157-163.

Waugh, D.J., and Wilson, C. (2008). The interleukin-8 pathway in cancer. Clin Cancer Res *14*, 6735-6741.

Wu, G.S., Burns, T.F., Zhan, Y., Alnemri, E.S., and El-Deiry, W.S. (1999). Molecular cloning and functional analysis of the mouse homologue of the KILLER/DR5 tumor necrosis factor-related apoptosis-inducing ligand (TRAIL) death receptor. Cancer research *59*, 2770-2775.

Zhang, H., Ma, G., Dong, M., Zhao, M., Shen, X., Ma, Z., and Guo, K. (2006). Epidermal growth factor promotes invasiveness of pancreatic cancer cells through NF-kappaB-mediated proteinase productions. Pancreas *32*, 101-109.

Zhao, Y., Lyons, C.E., Jr., Xiao, A., Templeton, D.J., Sang, Q.A., Brew, K., and Hussaini, I.M. (2008). Urokinase directly activates matrix metalloproteinases-9: a potential role in glioblastoma invasion. Biochemical and biophysical research communications *369*, 1215-1220.

Zhi, Y.H., Song, M.M., Wang, P.L., Zhang, T., and Yin, Z.Y. (2009). Suppression of matrix metalloproteinase-2 via RNA interference inhibits pancreatic carcinoma cell invasiveness and adhesion. World J Gastroenterol *15*, 1072-1078.

10 Danksagung

Ein herzlicher Dank gilt meiner Familie, die mir mein Studium ermöglicht hat, besonders meinem Bruder Maxim, der mich in allen Angelegenheiten treu unterstützt hat, sowie meiner Frau Christiane, die mir immer hilfreich zur Seite steht.

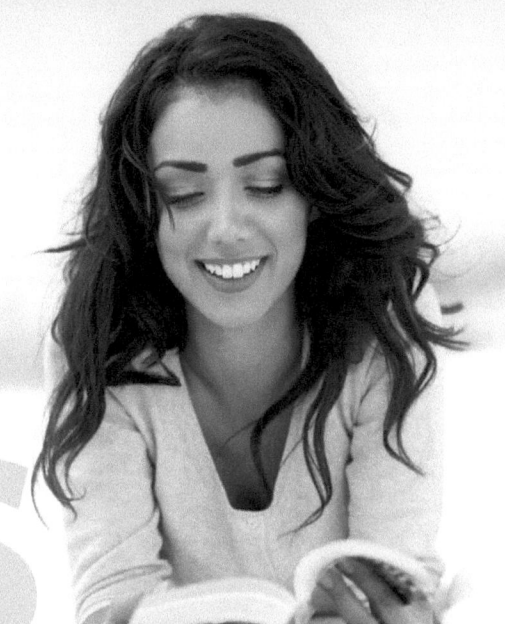

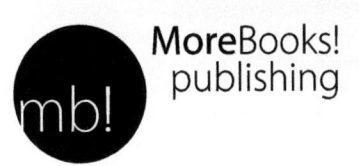

i want morebooks!

Buy your books fast and straightforward online - at one of world's fastest growing online book stores! Environmentally sound due to Print-on-Demand technologies.

Buy your books online at
www.get-morebooks.com

Kaufen Sie Ihre Bücher schnell und unkompliziert online – auf einer der am schnellsten wachsenden Buchhandelsplattformen weltweit! Dank Print-On-Demand umwelt- und ressourcenschonend produziert.

Bücher schneller online kaufen
www.morebooks.de

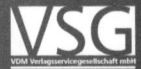

VDM Verlagsservicegesellschaft mbH
Heinrich-Böcking-Str. 6-8
D - 66121 Saarbrücken

Telefon: +49 681 3720 174
Telefax: +49 681 3720 1749

info@vdm-vsg.de
www.vdm-vsg.de

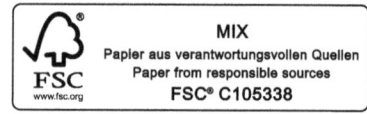

Printed by Books on Demand GmbH, Norderstedt / Germany